Endlich schlank!

Mit 4 kleinen Gewohnheiten gesund abnehmen ohne Jojo-Effekt.

Blockaden lösen · Gewicht verlieren
Fitter werden · Gesünder leben

Beatrice Lange

ISBN: 9798734700594

1. Auflage 2021

Haftungsausschluss (Disclaimer)
Alle hier vorgestellten Methoden und Tipps wurden nach bestem Wissen und Gewissen erstellt und dienen lediglich zu Informationszwecken. Die Autoren sind weder Ärzte, noch kennen sie Ihren Gesundheitszustand. Die Anwendung der vorgestellten Ernährungs- und Trainings-Tipps erfolgt auf Ihr eigenes Risiko und ersetzen nicht die Diagnose eines Mediziners. Mit dem Lesen dieses Werkes stimmen Sie dieser Regelung zu.
Das vorliegende Werk ist sorgfältig erarbeitet worden. Dennoch erfolgen alle Angaben ohne Gewähr. Weder Autoren noch Herausgeber können für eventuelle Nachteile oder Schäden, die aus den im Werk gemachten Hinweisen und der Verwendung resultieren, eine Haftung übernehmen.

Für Ihre Figur,
Ihre Beweglichkeit,
Ihre Haut,
Ihre Gesundheit und
Ihre Energie.

INHALT:

“Die **Gewohnheit** ist wie ein Seil.
Wir weben jeden Tag einen Faden,
und schließlich können wir
es **nicht mehr zerreißen**”
Thomas Mann

Dieses Buch ist für alle, die endlich
für immer schlanker werden wollen.

VORWORT:
Sie können für immer schlank sein.

- Fühlen Sie sich öfters schlapp?
- Sind Sie unzufrieden mit Ihrer Figur?
- Fällt Ihnen das Abnehmen schwer?
- Haben Sie schon einen Diätversuch hinter sich?
- Wollen Sie für immer natürlich schlank sein?

Wenn Sie mindestens eine Frage mit JA beantworten können: Glückwunsch, dieses Praxisbuch kann Ihr Leiden für immer lösen.

Vielleicht kennen Sie auch die folgende Situation?
Sie haben den festen Entschluss gefasst, endlich abzunehmen. Sie haben sich entschieden, endlich wieder in das Kleid zu passen, das Ihnen damals so gut gefallen hat. Auf gehts.

Anfangs ist die Motivation hoch, Sie treiben ein paar Tage Sport, ernähren sich gesund, verzichten auf Süßes oder sogar auf ganze Mahlzeiten. Es läuft super, doch irgendwie wird diese Motivation schon nach kurzer Zeit scheinbar vom Alltag verschluckt und Sie verfallen in alte Muster.

Das Problem kennen die meisten von uns, doch nur wenige kennen den wahren Grund dafür.

Dabei ist das Geheimnis schlanker Menschen offensichtlich: Es sind ihre Gewohnheiten.

Gegen Gewohnheiten haben klassische Diäten keine Chance! Es bringt nichts, sich in eine Diät zu stürzen, wenn man danach wieder in die alten Muster zurückfällt. Das alte Gewicht kommt wieder - garantiert.

Jeder kann es schaffen, sich für eine gewisse Zeit zu verbiegen. Die einen mehr, die anderen weniger. Jedoch wird eine Diät niemals die Wurzel des Problems lösen.

Ich sage es gerne noch mal, weil genau diese Erkenntnis mein Leben verändert hat:

Das, was schlanke Menschen von übergewichtigen Menschen unterscheidet, sind ihre täglichen Gewohnheiten! Nichts anderes. (ausgenommen Krankheiten)

Wer also seine Idealfigur mit den richtigen Gewohnheiten angeht, wird es tatsächlich schaffen, für immer schlank zu sein.

Mit diesem Buch haben Sie bereits den ersten, wichtigen Schritt gemacht.

Warum ich Ihnen helfen kann, Ihre Figur dauerhaft zu verbessern:

Mein Name ist Beatrice Lange. Mit über 40 Jahren, Vollzeit berufstätig und als Mutter von 2 Kindern habe ich mein Übergewicht (37 Kilo) dauerhaft besiegt. Seit fast 10 Jahren kann ich mühelos mein Idealgewicht halten und fühle mich so fit wie noch nie. Dabei bin ich keine Sportlerin. Ich esse ab und zu gerne Fastfood oder auch mal Popcorn mit meinen Kids beim Fernsehabend.

Mein Geheimnis? 4 kleine Gewohnheiten!

Der Wendepunkt in meinem Leben kam, als ich die 4 Mini-Gewohnheiten in mein Leben integriert habe. Das erste Mal in meinen Leben habe ich KEINE Diät gemacht und wurde schlank! - Bis heute.

Trotz eines stressigen Alltags habe ich es – ganz unkompliziert - geschafft mein Idealgewicht zu erreichen und zu halten. Viel besser noch: Es kostet mich keine Zeit, die woanders fehlt. Perfekt, oder? Heute sind die 4 Mini-Gewohnheiten ein fester Teil von mir. Ich liebe es!

Die perfekte Kombination aus 4 kleinen Ernährungs- und Bewegungsgewohnheiten sorgt dafür, dass mein Körper schlanker, fitter, vitaler und gesünder ist als je zuvor. Auch meine Haut und mein äußeres Erscheinungsbild haben sich dadurch verbessert.

In diesem Buch verrate ich Ihnen das ganze Geheimnis der 4 Mini-Gewohnheiten. Ich weiß, dass Sie das genauso umsetzen und erreichen können. Und bitte glauben Sie mir: **Es ist viel einfacher, als es sich zunächst anhört**.
Mit den 4 Schlankheits-Prinzipien zeige ich Ihnen außerdem, wie Sie Ihr Denken auf „Schlank“ programmieren, Ihre innere Motivation aktivieren und Blockaden lösen.

Freuen Sie sich auf Ihr neues „Ich“.

Initiative!
Weniger lesen und schneller Resultate erhalten:

Es ist mein Ziel, dass Sie schnell echte Resultate spüren und sehen. Sie sollen nicht tagelang lesen, sondern schnell zum Handeln kommen. Nur durch das Umsetzen der Tipps werden Sie schnell Ergebnisse sehen. Das ist schließlich der Grund, warum Sie dieses Buch gekauft haben, oder?

Sie werden in diesem Buch daher keine phrasenhaften Seitenfüller finden, denn ich mag es selbst nicht, wenn Bücher künstlich aufgebläht sind. Ich weiß wie wertvoll unsere Zeit ist.

Wenn ich im Buch etwas wiederhole, dann nur damit Sie das Wichtigste besser und schneller verinnerlichen können.

Und nun wünsche ich Ihnen viel Freude und Erfolg beim Lesen und Umsetzen.

„Von **Natur** aus sind die Menschen fast gleich, erst die **Gewohnheiten** entfernen sie voneinander."

Konfuzius

GEWOHNHEITEN - Die magische Diät-Pille nach der alle suchen?

Die meisten von uns wollen möglichst einfach und unkompliziert abnehmen. Wir wollen keine Athleten werden, sondern einfach nur Gewicht verlieren. Am besten für immer. Wir suchen daher gerne nach etwas, was auf Knopfdruck wie von Zauberhand funktioniert. Aus diesem Grund greifen viele Menschen zu dubiosen Diät-Produkten und anderen unrealistischen Werbeversprechen der Diät-Industrie.

Die Industrie verdient damit Jahr für Jahr mehrere Milliarden und liefert immer neuere Produkte, die immer mehr versprechen. Vielleicht haben Sie so etwas ausprobiert.

Falls ja, dann wissen Sie genau, dass diese Produkte nicht das erhoffte Ergebnis bringen. Wenn das so wäre, dann hätten alle ihr Idealgewicht schnell erreicht und die Abnehm-Industrie könnte sich auflösen. Leider sieht es in der Realität anders aus.

Es gibt heute so viele Fitness-Produkte und Diäten wie noch nie. Dennoch steigt der Anteil der Übergewichtigen stetig an. Trotz unzähliger Diät-Produkte fällt es uns immer schwerer abzunehmen. Wie passt das zusammen?

Machen wir uns nichts vor: Egal wie toll die Werbeversprechen klingen, eine magische Diät-Pille wird Ihnen die Industrie niemals servieren können.

Ich kann Ihnen jedoch aus meiner eigenen Erfahrung versichern, dass es so etwas wie eine natürliche „Wunderpille" gibt. Sie kostet gar nichts, wirkt aber hervorragend! Vor allem bei Übergewicht. Und diese Zauberpille steckt bereits in Ihnen.

Es sind Ihre Gewohnheiten!

Gewohnheiten sind kleine Automatismen, die das Leben enorm vereinfachen. Unser Alltag besteht aus einer Vielzahl festgefahrener Gewohnheiten, die wir meist unbewusst ausführen. Es sind Denk- und Handlungsgewohnheiten, die unsere Entscheidungen beeinflussen und unseren Alltag, ja sogar unser gesamtes Leben formen.

Es sind Entscheidungen wie zum Beispiel:
- Was esse und trinke ich heute?
- Was mache ich heute in meiner Freizeit?
- Wann gehe ich heute ins Bett?
- Wann stehe ich morgens auf?
- usw.

Man kann Menschen ihre Gewohnheiten sogar ansehen - an der Figur, an der Körperhaltung, an der Haut und sogar an der Ausstrahlung. Die folgenden Gewohnheiten wirken sich wohl am meisten auf das äußere Erscheinungsbild aus:

- Ernährungsgewohnheiten
- Bewegungsgewohnheiten
- Pflegegewohnheiten
- Schlafgewohnheiten
- Modegewohnheiten

Welche Gewohnheiten haben Sie?

Eine der meistverbreiteten Gewohnheiten ist zum Beispiel das tägliche Zähneputzen.
Können Sie sich vorstellen, abends ins Bett zu gehen, ohne sich die Zähne geputzt zu haben? Würde sich das nicht komisch anfühlen?

Warum ist das eigentlich so?

Es hat sich, durch die regelmäßige Wiederholung so in unser Unterbewusstsein "eingebrannt", dass wir darüber nicht mehr nachdenken müssen – wir tun es einfach. Man könnte sagen: Es ist ein Teil von uns geworden.

Lassen wir es weg, fühlt es sich an, als würde etwas fehlen. Da ist eine innere Kraft in uns, die will, dass wir Dinge jedes Mal so machen, wie wir sie immer machen. Genau so, wie wir es gewohnt sind.

Eine meiner Gewohnheiten ist, dass ich gleich nach dem morgendlichen Zähneputzen ein Glas Zitronenwasser trinke. Dann rolle ich meine Matte aus und trainiere mindestens 10 Minuten Pilates.

Dadurch fühle ich mich wie neu aufgeladen. Es ist mein morgendliches Ritual, das mich richtig wach macht, auf den Tag einstimmt und mir Kraft gibt. Das macht glücklich. Diese 10-20 Minuten sind mir heilig und nur für mich reserviert.

Ich muss mich dazu in keiner Weise motivieren – ganz im Gegenteil. Ich möchte nicht darauf verzichten. Es ist zu einer lieb gewordenen Gewohnheit geworden. Oder besser gesagt: Ich habe es zu einer Gewohnheit gemacht.

Vielleicht können Sie sich jetzt noch nicht vorstellen, dass auch Sie schon bald eine neue Gewohnheit mit einer ganz neuen Motivation ausführen können. Keine Sorge, ich zeige Ihnen genau, wie Sie es wirklich schaffen.

So entgehen Sie garantiert der Jojo-Falle.

Warum die meisten Diäten in der Jojo-Effekt-Falle enden und was Sie ab jetzt besser machen können.

Sie kennen vielleicht den bekannten Spruch:
„Zeige mir deine Gewohnheiten und ich sage dir, wer du bist."

Bezogen auf das Abnehmen kenne ich 2 Arten von Menschen:

A) Diejenigen, die ständig abnehmen und wieder zunehmen.
B) Diejenigen, die Gewohnheiten entwickeln und für immer schlank werden.

Der einzige Unterschied zwischen Gruppe A und B ist, dass die aus Gruppe B es geschafft haben, Gewohnheiten aufzubauen. Und genau das ist die Kernaufgabe, wenn man dauerhaft schlank sein möchte.

Was aber ist der eigentliche Grund für den Jojo-Effekt?

Immer wenn wir auf Diät sind, zwingen wir uns etwas zu tun, was nicht unserer Normalität entspricht. Wir verzichten z.B. 14 Tage lang auf Kohlenhydrate, hungern oder machen übertrieben viel Sport. Das hat natürlich einen Effekt – wir verlieren Gewicht.

Nach 14 Tagen sind wir also glücklich und zufrieden, dass wir unser Ziel erreicht haben, ein paar Kilo abzunehmen. Nun können wir endlich mit dem Verzicht und den sportlichen Qualen aufhören, und wieder unser normales Leben fortsetztzen.

Was wir jedoch nicht bedenken, dass unser „normales“ Leben bzw. unsere alten Verhaltensmuster ja der Grund für unser Übergewicht waren. Essen wir plötzlich wieder wie früher und bewegen uns weniger, dann ist es nur logisch, dass wir wieder zunehmen. Das Ergebnis ist der berühmte Jojo-Effekt.

Ganz anders sieht es aus, wenn Sie durch neue Gewohnheiten abnehmen. Warum sollten Sie nicht etwas für immer in Ihr Leben integrieren, was Sie schlank, fit und gesund macht?

Sie müssen dafür nicht Ihr gesamtes Leben umstellen. Es reicht völlig aus, wenn Sie nur ein paar kleine Verhaltensweisen anpassen. Optimal ist es dann, wenn eine neue Gewohnheit immer noch sehr gut in Ihren Alltag passt. Nur dann kann diese zu einem Teil Ihres (neuen) Lebens werden – zu einer lieb gewonnenen Gewohnheit.

Kurz zusammengefasst:
Mit einer kurzfristigen Diät können Sie sicherlich ein paar Kilo abnehmen. Sobald Sie dann aber wieder in alte Gewohnheiten verfallen, kommt Ihr altes Gewicht wieder zurück. Genau deshalb ist Jojo-Effekt so bekannt und gefürchtet. Wenn Sie jedoch Ihre Gewohnheiten anpassen, werden Sie für immer schlank bleiben und müssen sich über den Jojo-Effekt nie wieder Sorgen machen.

Doch bevor Sie dazu übergehen Ihre Gewohnheiten zu optimieren, sollten Sie sich die Funktion der Gewohnheiten einmal genauer anschauen. Denn dadurch werden Sie besser verstehen, was Sie tun müssen, um schlechte Gewohnheiten zu durchzubrechen und sie zu Ihrem Vorteil erfolgreich zu verändern.

Das Wissen, wie Gewohnheiten funktionieren und wie man sie gezielt aufbaut und bricht, gibt Ihnen enorme Macht über Ihr gesamtes Leben!

Wie und warum funktionieren Gewohnheiten?

Gewohnheiten sind eine smarte Methode unseres Gehirns, die immer wiederkehrenden Handlungen zu automatisieren, um schneller agieren zu können und Energie zu sparen.

Es handelt sich um feste Verhaltensmuster, nach denen wir unbewusst unseren Alltag ausrichten.

Unser Bewegungs- und Essverhalten sind perfekte Beispiele für Gewohnheiten, genauso wie Zähneputzen und Körperpflege. Selbst beim Sprechen nutzen wir Redewendungen und Vokablen, die zu unserer Gewohnheit geworden sind.

Sind Sie mit Ihrem aktuellen Zustand nicht zufrieden, dann ändern Sie unbedingt Ihre Gewohnheiten! Das gilt für alle Bereiche des Lebens: Figur, Fitness, Gesundheit, Beziehungen, Geld, Schlaf, Stress, Lebensqualität, usw.

Mit Ihren Gewohnheiten können Sie alle Lebensbereiche zum Guten oder aber auch zum Schlechten verändern.

Jede Gewohnheit – ob gut oder schlecht - besteht aus 3 Kernelementen:

AUSLÖSER > ROUTINE > BELOHNUNG

Der Auslöser ist ein Trigger, welcher die Routine auslöst.
Die Routine ist die Handlung selbst, also die Gewohnheit.
Die Belohnung ist das positive Gefühl, welches wir durch die Handlung bekommen.

In einem Satz zusammengefasst könnte man das Zusammenspiel wie folgt beschreiben:

Immer wenn … *[Auslöser]*,
dann mache ich … *[Routine]*,
um mich danach … *[Belohnung]* zu fühlen.

Das Wichtigste bei einer Gewohnheit sind der Auslöser und die Belohnung. Ohne Auslöser wird die Gewohnheit nicht ausgelöst und ohne Belohnung wird sie nicht so schnell abgespeichert.

Ein Beispiel:

Petra hat einen stressigen Arbeitstag. Wie aus dem Nichts schießt ihr Chef ins Büro und sagt, dass er die aktuellen Zahlen unbedingt noch heute benötigt. Sofort steigt Petras Stresspegel, denn nach der Arbeit muss sie ihre Tochter pünktlich von der Schule abholen. In der Büroküche findet sie Gummibärchen und einen Schokoriegel. Beides gönnt sich Petra als sogenannte Nervennahrung noch an Ort und Stelle.

In desem Fall war Stress der Auslöser, der Heißhunger auf Süsses und der Verzehr sind die Routine. Die Belohnung ist in diesem Fall ein kleiner Glücksrausch, der beim Verzehr von Zucker entstehen kann. Auch das „Löschen" des Heißhungers wirkt wie ein kleiner Dopamin-Kick.

Dopamin ist ein Glückshormon. Es dient im Gehirn der Kommunikation der Nervenzellen untereinander, ist also ein Nervenbotenstoff (Neurotransmitter). In bestimmten „Schaltkreisen" vermittelt er dabei positive Gefühlserlebnisse („Belohnungseffekt"), weswegen er – so wie auch Serotonin – als Glückshormon gilt.

Weitere mögliche Auslöser einer Routine können sein:

- Langeweile,
- Töne,
- Personen,
- Zeit,
- Orte,
- Gefühle,
- Gerüche,
- Sinne,
- Schmerzen,
- Anspannung

Die Auslöser sind also äußere und innere Reize, die dazu führen, dass Sie unterbewusst eine gewisse Handlung durchführen möchten.

Die Belohnung sorgt dafür, dass Ihr Kopf sagt: OK, wenn dieser Auslöser auftritt und ich diese Routine durchführe, bekomme ich eine schöne Belohnung. Das ist immer wieder ein (kleines) Glücksgefühl.

Bei jedem weiteren Auslöser sagt sich Ihr Kopf: JAWOHL, da ist wieder dieser Auslöser! Wenn ich jetzt die gleiche Routine durchführe, bekomme ich wieder diese schöne Belohnung.

Das Muster wird schließlich immer stärker, bis Sie gar nicht mehr darüber nachdenken, sondern es einfach tun.
Eine neue Gewohnheit ist geboren.

Es dauert je nach Art der Gewohnheit ca. 30 – 60 Tage, bis sich eine Gewohnheit festigt. Es hängt ganz davon ab, ob die Handlung immer gleich ist und diese Routine regelmäßig angewendet wird. Je schöner die Belohnung, desto schneller wir eine Handlung zu einer Gewohnheit. Unser Gehirn wird süchtig nach den Handlungen, die ihm schöne Gefühle liefern.

Oft reicht es auch aus, wenn wir die Belohnung nur erwarten. Sie muss nicht zwingend immer eintreten, wie z.B. beim Glücksspiel oder dem Nachrichten-Ton auf dem Smartphone. Allein die erwartete Belohnung sorgt für einen Dopaminausstoß im Hirn.

Je öfter eine Gewohnheit mit einer Belohnung ausgeführt wird, desto früher wird das Dopamin ausgelöst. Das hat zu Folge, dass wir schon bei dem Auslöser das Glücksgefühl spüren. Das ist der beste und stärkste Motivator, die Handlung durchzuführen. Daher besteht der Trick darin, die Handlung mit einem guten Gefühl zu verbinden. Je schöner das Gefühl, desto schneller festigt sich eine neue Gewohnheit.

Zusammengefasst ist es also wichtig, sich für jede neue Gewohnheit einen zuverlässigen Auslöser und eine schöne Belohnung zu überlegen. Wie Sie dabei vorgehen können, zeige ich Ihnen in den kommenden Kapiteln.

Der Durchbruch von Gewohnheiten – Der Moment, an dem sich Ihr Leben verändert.

Der Durchbruch von Gewohnheiten ist ein wichtiger Meilenstein. Es ist die Phase, wo eine Gewohnheit anfängt, zum Automatismus zu werden.

Wenn Sie eine neue Gewohnheit (fast) täglich ausführen, erleben Sie schon nach ca. 6 Wochen den sogenannten Durchbruch. Das ist der magische Moment, an dem die Gewohnheit zum Teil Ihres Lebens wird und sich Ihr Leben beginnt zu verändern. Es fällt Ihnen immer leichter, die Gewohnheit regelmäßig auszuführen. Sie verspüren eine immer tiefere innere Motivation. Sie hören auf zu hinterfragen und zu grübeln. Die Gewohnheit beginnt ein Teil Ihres Lebens zu werden.

Der Moment, an dem Sie den Durchbruch merken, ist der Beweis, dass Sie alles richtig gemacht haben. Das ist der Moment, für den es sich durchzuhalten lohnt. Ich kann Ihnen das aus eigener Erfahrung sagen. Bis zum Durchbruch musste ich mich schon etwas aufraffen. Aber nach dem Durchbruch war es deutlich einfacher. Ich spürte diese innere Motivation, die immer stärker wurde, je länger ich dranblieb. Seitdem halte ich meine Traumfigur ganz ohne Disziplin, Stress oder Anstrengung.

Der Durchbruch der guten Gewohnheiten ist das, was Sie anstreben sollten, um Ihr Leben für immer zu verbessern.

Schlechte Gewohnheiten loslassen - 2 einfache Methoden, die Laster zu brechen

Übergewicht kommt nicht über Nacht. Wenn Sie gerade zu viel wiegen, sind Sie wahrscheinlich nicht eines Tages übergewichtig aufgewacht, sondern haben einen schleichenden Prozess durchlaufen.

Indem Sie Ihr Verhalten hinterfragen, finden Sie sogar selbst heraus, welche Ihrer Gewohnheiten für Ihr Übergewicht sorgen.

Eine typische Gewohnheit, die man selbst kaum wahrnimmt, ist sich zwischendurch einen kleinen Bissen bzw. ein klitzekleines Häppchen in den Mund zu stecken. Jedes einzelne Häppchen scheint nicht ins Gewicht zu fallen und es stellt sich bei einem Häppchen leider kein Sättigungsgefühl ein.

Über die Woche summiert sich dies zu einem Haufen Kalorien an, die meist aus Zucker, industriellen Fetten oder anderen stark verarbeiteten Lebensmitteln stammen.

Der erste Schritt ist, sich dieser Gewohnheit bewusst zu werden. Nur dann kann man beginnen, diese zu verändern.

Und jetzt machen viele leider einen Fehler! Weglassen ist nicht der richtige Weg. Wer versucht, schlechte Gewohnheiten einfach wegzulassen, wird auf lange

Sicht keinen Erfolg haben. So einfach lassen sich festgefahrene Gewohnheiten leider nicht loswerden.

Daher stelle ich Ihnen hier die 2 besten Methoden vor, mit denen Sie schlechte Gewohnheiten dauerhaft loslassen und verändern können.

Methode 1: Ersetzen der (schlechten) Routine

Sie wissen nun, wie Gewohnheiten funktionieren. Sie bestehen immer aus:

1) einem Auslöser,
2) einer Routine und
3) einer Belohnung

Wenn Sie dieses Prinzip einmal verstanden haben, können Sie schlechte Gewohnheiten austricksen, indem Sie die Routine austauschen.

Der Trick besteht darin, die alte Gewohnheit zu überspielen. Dabei sind 2 Punkte entscheidend:

1) Die alte (schlechte) Routine muss möglichst erschwert werden.
2) Nach einem Auslöser ersetzen Sie die schlechte Routine durch eine neue, gute Routine aus. Wichtig ist, dass die neue Routine Ihnen ein gutes Gefühl gibt (Belohnung).

Lassen Sie mich dieses wirksame Prinzip mit einem einfachen Beispiel verdeutlichen:

Eine schlechte Gewohnheit ist z.B. das unaufhörliche Snacken beim Fernsehen.
Wie jede Gewohnheit, besteht auch diese aus 3 Elementen:

1) **Auslöser**: Fernsehen - abends auf dem Sofa
2) **Routine**: Chips aus der Küche holen und auf dem Sofa essen.
3) **Belohnung**: Der Geschmack auf der Zunge und das Stillen des Verlangens, etwas konsumieren zu wollen.

Und so können Sie zuverlässig die alte Gewohnheit überspielen:

1) Erstens sorgen Sie dafür, dass Sie keine Chips zu Hause haben. Damit erschweren Sie es, denn Sie müssten erst losgehen, um sie zu kaufen.
2) Sie ersetzen die Routine durch etwas, was Ihr Verlangen nach Konsum stillt, schmeckt und beim Abnehmen hilft.

Konkret könnten Sie im oberen Beispiel Folgendes tun:

1) **Alter Auslöser:** Fernsehen - abends auf dem Sofa (der Auslöser bleibt derselbe).
2) **Neue Routine:** Ihren Lieblingstee zubereiten und auf dem Sofa in kleinen Schlucken genießen.
3) **Neue Belohnung:** Der leckere Teegeschmack stillt zuverlässig das Verlangen, etwas zu konsumieren.

Dies ist natürlich nur ein Beispiel. Sie können die alte Routine mit allem ersetzen, was Ihnen gefällt, schmeckt und Ihre schlanke Figur fördert.

Tee (z.B. purer Bio-Kräutertee) lindert das Verlangen etwas naschen zu wollen. Sie können so viel puren Tee trinken, wie Sie mögen, ohne dass es Ihrer Figur und Gesundheit schadet.

Zugegeben: Tee ist zwar ein perfekter „Nasch-Ersatz", reicht aber bei großem Verlangen nach etwas Süssem nicht aus. Manchmal muss es eben etwas Süßes sein. Wenn also Ihr Verlangen nach etwas Süssem so groß ist, dass Tee nicht hilft, dann ersetzen Sie ungesunde Süssigkeiten durch natürliche Süssigkeiten.

2 gesunde Blitzrezepte bei Heißhunger auf Süsses:

Bananenmilch:

In ca. 2 Minuten ist die wunderbar schaumig-süße Milch fertig. Sie ist gesund und stillt Ihr Verlangen nach etwas Süssem garantiert!

Zutaten für 1 Portion:
- 1 reife Banane
- 1 Glas Milch oder Hafermilch

Zubereitung:
1) Einfach eine reife Banane schälen und zusammen mit einem Glas Milch oder Hafermilch fein mixen. Fertig!

   Je reifer die Banane, desto süßer die Bananenmilch. Reife Bananen enthalten viel gesundes und natürliches Fruchtzucker. Durch das Mixen erhalten Sie eine leckere schaumig-süße Milch.

2) Nach belieben können Sie vor dem Mixen eine Messerspitze Zimt hinzugeben. Das gibt noch eine weitere süße Note hinzu.

Süße Nüsse:

Gerade mal 10 Minuten benötigen Sie für diese unglaublich gut schmeckenden Nüsse! Karamellisiert mit Honig erhalten sie eine natürliche Süsse, machen schnell satt und sind dadurch eine gesunde Alternative zu ungesunden Süssigkeiten!

Zutaten für 2-3 Portionen:
- 200 Gramm Nüsse Ihrer Wahl (z.B. Walnüsse, Mandeln, Cashewkerne)
- 2 Esslöffel flüssiger Honig
- 1 Esslöffel Rapsöl
- 1 Messerspitze Salz (Meersalz)

Zubereitung:
1) Nüsse zusammen mit Honig, Öl und Salz in eine Schüssel geben und gut mischen, bis alle Nüsse von der Honig-Paste bedeckt sind.

2) Nüsse auf ein mit Backpapier ausgelegtes Blech geben, im vorgeheizten Backofen bei 225 °C (Umluft: 200 °C) unter häufigem Wenden in 7-8 Minuten goldbraun rösten.

3) Anschließend das Blech herausnehmen und abkühlen lassen. Fertig.

Und wenn es ganz schnell gehen muss, essen Sie einfach eine Handvoll frischer Dattteln oder getrockneter Früchte. Dies hilft auch sehr, das Naschen von ungesunden Süssigkeiten zu ersetzen.

Finden Sie also Ihre schlechten Routinen und ersetzen Sie sie durch gesündere Routinen, die Ihnen eine ähnliche Belohnung geben.

Die hier vorgestellte Methode ist einfach und sie funktioniert sehr gut! Auch wenn die ersten Male etwas schwerfallen könnten, es wird für Sie schnell das Normalste der Welt werden – ganz sicher.

Damit schaffen Sie es, alte Muster schnell zu durchbrechen und durch neue zu ersetzen.

Suchen Sie nach neuen Routinen, die Ihnen das gleiche oder sehr ähnliche Gefühl geben. Das kann z.B. ein besonderer Geschmack im Mund sein. Hier ist Ihre Kreativität gefragt: Jede schlechte alte Gewohnheit braucht eine positive Ersatzgewohnheit.

Doch Vorsicht: Erzwingen Sie nicht zu viel Veränderung auf einmal! Damit eine neue, positive Gewohnheit greift, müssen Sie sich etwas Zeit geben. Unser Unterbewusstsein braucht eine Weile Training, um eine neue Gewohnheit abzuspeichern.

Methode 2: Die Salami-Taktik

Die Salami-Taktik hat nichts mit der Salami-Wurst zu tun. Vielmehr heißt es, dass Sie Scheibchen für Scheibchen für immer weglassen.

Lassen Sie mich diese Methode an einem Beispiel meiner Klientin Sarah erklären.

Die schlechte Gewohnheit von Sarah war es, viele Süßigkeiten zu essen. Sie war regelrecht zuckersüchtig. Das war einer der Hauptgründe für Ihr Übergewicht. Mehrmals am Tag stillte Sie Ihren Zuckerhunger durch unterschiedlichste Süßigkeiten wie z.B. Gummibärchen, Schokoriegel, Bonbons usw.

Ich empfahl Ihr die Salami-Taktik.

Sie beschloss, für mindestens 6 Monate kein einziges Bonbon mehr zu essen. Alles andere war erlaubt. Nur keine Bonbons. Das war alles.

Nach einer Woche stelle Sarah fest, dass es gar nicht schwer ist, auf Bonbons zu verzichten. Das hat sie so motiviert, dass Sie von selbst auch die Gummibärchen weggelassen hat. Allein dadurch hat sie Ihren Zuckerkonsum um mehr als die Hälfte reduziert – nach nur einer Woche!

Sie hat gemerkt, dass es ihr so einfach fiel, dass Sie wiederum eine Woche später, auch die Schokoriegel einer bestimmten Marke weggelassen hat.

So hat Sie es geschafft, Scheibchen für Scheibchen Ihre schlechte Gewohnheit abzulegen. Es fiel ihr einfach, weil sie dadurch keinen Druck hatte, alles auf einmal ändern zu müssen. Heute lebt Sarah nahezu zuckerfrei.

Wie können Sie die Salami-Taktik für sich anwenden?

Suchen Sie sich ein kleines Stück Ihrer schlechten Gewohnheit aus, und lassen Sie es für mindestens 6 Monate weg. Mehr müssen Sie nicht tun.

Das kann z.B. wie bei Sarah sein, dass Sie nur Produkte einer bestimmten Marke für die nächsten 6 Monate weglassen. Oder verzichten Sie z.B. auf Butter. Ersetzen Sie Butter durch Olivenöl. Auch als Brotaufstrich ist Olivenöl ein perfekter Buttterersatz.

Überlegen Sie bitte, welche kleine Sache Sie sofort für mindestens 6 Monate weglassen. Machen Sie es und Sie werden schnell feststellen, dass es ziemlich einfach ist. Dann können und wollen Sie ganz von selbst die nächste kleine Sache weglassen.

Wenn Sie immer abends vor dem Fernseher snacken, dann beginnen Sie z.B. damit, dass Sie nur Chips weglassen. Alles andere ist erlaubt. Nach einer Zeit werden Sie feststellen, dass Sie bereit sind, weitere Snacks aus Ihrem Abendprogramm wegzustreichen.

Machen Sie sich aber bloß keinen Druck. Lassen Sie eine Sache nur dann weg, wenn Sie dafür bereit sind. Dann aber für mindestens 6 Monate.

Die Salami-Taktik ist zwar nicht schnell, funktioniert aber gut, weil Sie Ihnen den Druck wegnimmt. Sie merken bald erste Erfolge und es entsteht eine innere Motivation, noch einen drauf zu setzten. So können Sie Stück für Stück eine schlechte Gewohnheit ganz weglassen.

Probieren Sie es aus.

DIE 4 SCHLANKHEITS-PRINZIPIEN – Jetzt machen Sie richtig, was andere immer noch falsch machen.

Diese 4 Prinzipien haben mich verändert, weil sie mein Denken verändert haben. Ohne diese Grundregeln würde ich wahrscheinlich noch heute „versuchen“ abzunehmen und viel Geld für die neusten Fitnesstrends ausgeben.

Bitte befolgen auch Sie diese Prinzipien, damit Ihrer neuen Figur nichts mehr im Weg steht.

#1. Mit System abnehmen statt Diät-Zielen nachjagen.

Ab jetzt kann es Ihnen egal sein, was die Waage anzeigt.

Haben Sie ein klares Abnehm-Ziel?

Man muss Ziele so klar wie möglich definieren und sich ausschließlich auf diese konzentrieren, dann funktioniert das schon! Richtig?

Falsch!

Wer sich nur auf Diät-Ziele konzentriert, wird wohl immer von Diät zu Diät springen.

Vorab: Ziele sind gut, keine Frage. Aber Ziele sind nichts anderes als Richtungsgeber!

Es ist gut ein Ziel zu haben, damit Sie wissen, was Sie wollen. Sich aber auf Ziele zu konzentrieren, hilft Ihnen nicht, diese zu erreichen.

Was glauben Sie …

Was unterscheidet schlanke und sportliche Menschen von übergewichtigen und unsportlichen Menschen?

Es sind nicht Ihre Ziele!
Es sind immer ihre Gewohnheiten!

Alle Menschen unterscheidet das, was sie regelmäßig tun.

Es sind immer die kleinen Gewohnheiten des Alltags, die zusammengenommen zu einem großen System werden und unser gesamtes Leben formen! Alles, was Sie heute haben und sind, haben Sie Ihren Gewohnheiten zu verdanken. Auch Ihre aktuelle Figur ist das Resultat Ihrer Gewohnheiten.

Beschäftigen Sie sich daher nicht lange mit Ihren Abnehm-Zielen! Denn der Prozess ist wichtiger als das Ziel selbst.

Ziele sind einmalige Ereignisse. Wenn man sie erreicht, ist man fertig. Ein System hingegen ist das, was Sie zu Ihrem Ziel bringt. Es ist der Prozess, dem Sie folgen, um ein Ziel zu erreichen.

Um es anders auszudrücken – 2 kleine Beispiele:

- 10 Kilo in 3 Monaten zu verlieren ist **ein Ziel**.
- Gesund essen und sich regelmäßig bewegen, das ist **ein System.**

Ein perfektes System besteht aus kleinen Gewohnheiten, die so in Ihren Alltag integriert sind, dass Sie diese so einfach wie möglich ausführen können.

Nachfolgend eine kurze Geschichte einer meiner Klientin:

Saskia hatte sich als Ziel vorgenommen, 10 Kilo bis zum Sommer abzunehmen. Es war grade mal Februar, also hatte sie mehr als 4 Monate Zeit. Sie war so überzeugt, es zu schaffen, dass sie sogar mit Ihrem Mann um 500 Euro gewettet hat.

Sie hat sich wirklich ins Zeug gelegt, wie sie mir nachher erzählte. Alles war Ihr recht, um diesmal das Ziel zu erreichen. Sie hat mit Sport angefangen und auch Ihre Ernährung umgestellt.

Fast täglich hat sie sich gewogen, um zu prüfen, ob sie ihrem Ziel nähergekommen ist. Anfangs hat die

Waage schnell erste Erfolge angezeigt. Die ersten 2 Kilo waren schon nach der ersten Woche runter. Das motivierte sie. Doch schon kurz darauf war die Waage wie eingefroren. Es ging einfach nicht tiefer. Ihr Gewicht blieb fast gleich. Tag für Tag – die Waage blieb stur.

Für Saskia wurde das Ziel, welches Sie sich vorgenommen hat, immer mehr zu einer Belastung – ja zu einer riesigen Aufgabe, die noch vor ihr lag. Immer wenn sie an die 10 Kilo dachte, verging ihre Laune. Sie dachte: „Das ist noch so viel. Wie soll ich das denn noch schaffen? Ich glaube es kaum noch. Was mache ich falsch?".

Nach der vierten Woche zeigte die Waage einen Gewichtsverlust von 3,5 Kilo. Sie hat also in den ersten 2 Wochen 3 Kilo verloren und in den beiden Wochen darauf nur 0,5 Kilo. Dabei machte sie genauso viel Sport und ernährte sich wie in den beiden Wochen zuvor, in denen sie noch so viel abgenommen hat.

Das hat sie ziemlich frustriert. Ihre Motivation war weg. Nur ein paar Tage später ernährte sich wieder wie früher und für Sport gab es keine Zeit mehr. Sie dachte, dass es nichts bringt. Sie war sich sicher, sie hatte etwas falsch gemacht. Aber was?

Vielleicht war es das falsche Diätprogramm oder schlimmer: eine genetische Veranlagung?

Nein, ganz sicher nicht!

Saskia ist in die typische Diät-Falle getappt. Sie hat sich zu sehr auf Ihr Abnehm-Ziel konzentriert. Ihre Erwartung war entsprechend groß und der selbst gemachte Druck stieg und stieg.

Der menschliche Körper ist aber keine Maschine. Es ist klar, dass das Gewicht nicht in einem Rutsch runtergeht, sondern auch mal leicht ansteigen kann, bevor es wieder fällt.

Genau das jedoch führt bei den meisten zu Frustration und Motivationsverlust, wenn sie zu oft auf die Waage steigen.

Saskia hat in 4 Wochen 3,5 Kilo abgenommen und war dennoch frustriert. Sie hat dann aufgegeben und Ihr Gewicht schoss wieder in die Höhe.

Hätte sie sich stattdessen auf die kleinen Gewohnheiten konzentriert, hätte sie Ihr Ziel sicher erreicht, ohne an ihr Ziel zu denken - und sogar noch viel mehr.

Nachfolgend die 3 typischen Fallen bei Diät-Zielen:

1) Zu hohe Erwartung
   Was wäre, wenn Saskia ganze 7 Kilo statt der geplanten 10 Kilo geschafft hätte?
   Auch dann wäre sie nicht 100% zufrieden, denn sie hat das Ziel ja nicht erreicht.

2) Zu viel Druck
   Mit einem zu engen Ziel steigt der Druck. Mit dem Druck vergeht schnell die Lust. Wenn die Lust vergeht, wird es anstrengend und die meisten geben auf.

3) Rückfall in die alten Verhaltens-Muster
   Was wäre, wenn Saskia ihr Ziel erreicht hätte? Sie wäre froh, es endlich geschafft zu haben und die „Diät-Qual" endlich beenden zu können. Was glauben Sie, was passiert wäre, wenn Sie dann wieder in ihre alten Muster zurückfallen würde? Genau – der berühmte Jojo-Effekt.

Es ist also kein Wunder, dass diejenigen, die sich auf den Prozess konzentrieren Ihre Ziele erreichen und auf lange Sicht sogar noch übertreffen.

Wenn Sie schlanke Gewohnheiten entwickeln, dann wird Ihnen völlig egal, was die Waage gerade zeigt.

Übrigens: Genau das hat Saskia dann auch getan. Sie

hält ihr Idealgewicht bis heute.

So gehts konkret:

Statt sich also ein Ziel vorzunehmen (z.B. 10 Kilo runter bis zum Sommer), sollten Sie sich vornehmen, kleine Gewohnheiten dauerhaft anzueignen, die sie – wie nebenbei - genau dort hinbringen.

Gleich verrate ich Ihnen die 4 Mini-Gewohnheiten, die ich Saskia gezeigt habe. Ich selbst lebe seit Jahren mit genau diesen Gewohnheiten. Sie haben mich dauerhaft schlanker, fitter, gesünder und glücklicher gemacht. Machen Sie es mir nach. Machen Sie sich diese zur Gewohnheit und vergessen Sie jeglichen Druck durch irgendwelche Diät-Ziele!

Schauen wir uns jedoch zunächst an, wie Sie innere Blockaden lösen und welchen wesentlichen Einfluss Ihr Selbstbild auf Ihre Figur hat.

#2. Selbstbild anpassen, Blockaden lösen und innere Motivation aktivieren.

Sie werden immer genau so sein, wie Sie sich selbst sehen. Anders ausgedrückt: Ihr Äußeres formt sich nach Ihrem inneren Selbstbild.

Wie genau kennen Sie Ihr Selbstbild?

Die meisten Menschen wissen leider gar nicht, welches innere Bild sie von sich selbst haben. Dabei ist das Wissen um die Bedeutung des Selbstbildes gar nicht neu. Das Zusammenspiel des Unterbewusstseins mit dem Selbstbild wurde bereits in den 60er-Jahren erforscht und nachgewiesen.

Es ist faszinierend, wie stark das Selbstbild unser gesamtes Leben beeinflusst – unabhängig davon, ob wir es wissen oder wahrhaben wollen.

Viele fragen sich, warum sie es nicht schaffen, sich wie gewünscht zu verändern, z.B. dauerhaft abzunehmen. Bei jedem Versuch abzunehmen, verspüren sie innere Blockaden, finden kaum die Zeit, sind schnell demotiviert und geben früher oder später auf. Sie springen dann von einer Diät zur anderen, in der Hoffnung, dass sie bald „die Richtige“ finden, die endlich funktioniert.

Auch wenn man es schafft, ein paar Kilo abzunehmen - solange das wahre Selbstbild nicht mit dem

Vorhaben übereinstimmt, wird man den Gewichtsverlust nicht dauerhaft halten können. Die verlorenen Pfunde werden garantiert wieder zurückkommen.
Die gute Nachricht vorweg: Mit einer bewährten Technik lässt sich jedes Selbstbild gezielt anpassen und somit tief sitzende Blockaden in eine innere Motivation umwandeln.

„Unser **Selbstbild** entscheidet darüber, wozu wir in der Lage sind. **Jeder gelangt dorthin**, wo er glaubt, hinkommen zu können."
Maxwell Maltz

Wie genau funktioniert das Selbstbild?

So wie Sie Bilder über andere Personen in Ihrem Unterbewusstsein abspeichern (in Schubladen stecken), so machen Sie das auch unbewusst mit sich selbst.

Jeder Mensch hat ein Gesamtbild von sich selbst tief im Unterbewusstsein. Es ist nicht das Bild, welches wir uns wünschen, sondern das, von dem wir tief in uns überzeugt sind.

Das Selbstbild beschreibt viel mehr als nur das äußere Aussehen. Dort sind alle unsere Erfahrungen und Überzeugungen gespeichert. Das beginnt bereits in der Kindheit, die oft sehr prägend für das eigene Selbstbild sein kann.

Das Selbstbild besteht aus vielen Einzelbildern. Die 3 bedeutendsten sind:

- **Ihr Aussehen**
  Das innere Bild von Ihrem äußeren Aussehen. (z.B. hübsch, schlank, groß, klein, dick, usw…)

- **Ihre Eigenschaften**
  Das innere Bild von Ihrem Charakter und von dem, was Sie können.(z.B. zuverlässig, kommunikativ, faul, treu, diszipliniert, ehrlich, verschlossen, mutig, altmodisch, hilfsbereit, ausdauernd, usw…)

- **Ihre Ansprüche**
  Das innere Bild von dem, wovon Sie überzeugt sind, dass es Ihnen zusteht. (z.B. Erfolg, Ansehen, Wohlstand, Respekt von anderen, usw…)

Ihre Erfahrungen formen Ihre Überzeugungen, Meinungen und Glaubenssätze. Diesem Gesamtbild entsprechend sehen wir die Welt um uns herum, aber auch uns selbst.

So stark werden Sie von Ihrem Selbstbild beeinflusst:

Ihr Unterbewusstsein ist immer bestrebt, Ihr aktuelles Selbstbild zu erfüllen. Es steuert Ihre Gefühle, Gedanken und Handlungen, sodass diese zu Ihrem aktuellen Selbstbild passen.

Dies passiert völlig unbewusst ohne Ihre direkte Einwirkung. Auch wenn Sie denken, dass Sie Entscheidungen mit dem Kopf treffen, so stehen die meisten Entscheidungen schon in Ihrem Unterbewusstsein fest, bevor Sie darüber nachdenken. Das kann ein Segen oder ein Fluch sein. Kommt ganz drauf an, ob Sie mit Ihrem aktuellen Zustand zufrieden sind oder nicht.

Das Zusammenspiel des Selbstbildes mit dem Unterbewusstsein lässt sich sehr gut mit der Navigation eines großen Schiffs beschreiben.

Das Selbstbild ist der festgelegte Kurs, also die Ausrichtung des Steuerrades. Ihr inneres Bild von sich selbst bestimmt Ihren Kurs.

Ihr Unterbewusstsein hingegen ist der Navigator. Es steuert sie durch Ihre Gefühle, Gedanken und Handlungen.

Das Unterbewusstsein ist immer bestrebt, den festgelegten Kurs (Selbstbild) zu halten. Kursabweichungen werden schnellstmöglich korrigiert, um Sie wieder auf „richtigen" Kurs zu bringen.

Wenn Sie also beginnen sich (außen) zu verändern, ohne Ihr Selbstbild (innen) anzupassen, kämpfen Sie gegen Ihren inneren Navigator (Unterbewusstsein). Jede Veränderung wird Ihnen dann besonders schwerfallen. Sie verspüren innere Blockaden und werden den „Kampf" gegen Ihr Unterbewusstsein auf Dauer niemals gewinnen können.

Ihr Unterbewusstsein, also Ihr innerer Navigator, arbeitet unermüdlich daran, Sie früher oder später wieder auf den Kurs bringen, den Sie mit Ihrem Selbstbild vorgeben.

Beispiel:
Nehmen wir mal an, Sie sehen sich selbst als dick und ziemlich unsportlich. Wenn Sie Ihr Verhalten nun ändern (z.B. Ernährungsumstellung und Sport) ohne Ihr Selbstbild anzupassen, wird Ihr Unterbewusstsein diese Kursabweichung mit aller Kraft korrigieren. Sie werden innere Blockaden spüren und nicht lange durchhalten.

Auf der anderen Seite - wenn Sie sich selbst als schlank, gesund und sportlich sehen, werden Sie nicht stundenlang auf dem Sofa abhängen und zu viele Chips essen können. Sie werden eine innere Motivation verspüren, sich gesund zu ernähren und Sport zu treiben.

Ihr aktuelles Gewicht spiegelt also Ihr aktuelles Bild von sich selbst wider. Entscheidend ist immer das Selbstbild, von dem Sie innerlich überzeugt sind.

Die Abhängigkeit zwischen Ihrem inneren Selbstbild und Ihrem äußeren Leben lässt sich auch wie folgt beschreiben:

1) Ihr Selbstbild steuert Ihre Gefühle und Gedanken,
2) Ihre Gefühle und Gedanken steuern Ihre Handlungen,
3) Ihre Handlungen steuern Ihre Gewohnheiten,
4) Ihre Gewohnheiten bestimmen Ihre Zukunft (Figur, Fitness, Gesundheit, Zufriedenheit, Lebensqualität, usw…)

Wollen Sie also die Macht Ihres Unterbewusstseins für sich statt gegen sich arbeiten lassen, müssen Sie Ihr Selbstbild anpassen.

Mit einer bewährten Methode können Sie es schaffen, ein neues Selbstbild zu verinnerlichen und sich selbst auf das Schlank-Sein programmieren.

So können Sie Ihr Selbstbild anpassen:

2 Schritte sind notwendig, um Ihr aktuelles Selbstbild anpassen zu können.

Schritt 1: Das neue Selbstbild erschaffen:

Malen Sie sich ihr neues „Ich“ mit allen Details aus. Es sollte Sie mit Freude erfüllen und sich so anfühlen, dass Sie Lust darauf haben. Legen Sie bitte jegliche Beurteilung, ob es realistisch ist oder nicht, zunächst bei Seite. Es geht im ersten Schritt nur um das Bild von Ihrem Selbst, bei dem Sie sich selbst gefallen.

Stellen Sie sich Ihr neues Selbstbild in unterschiedlichen Situationen vor. Stellen Sie sich zum Beispiel vor …

- wie Sie im Spiegel Ihre schlanke Figur von allen Seiten betrachten.
- wie Sie schlank am Stand liegen und Komplimente erhalten.

- wie Ihre Nachbarin Sie fragt, wie Sie so gut abgenommen haben.
- wie Sie neue Kleider kaufen für Ihr neues, schlankes ich.
- wie Ihre Familie, Ihre Freunde, Ihre Arbeitskollegen und Ihr Partner Ihnen Komplimente machen.

Diese Technik ist bekannt als Visualisierungstechnik und ist der erste wichtige Schritt zum neuen Selbstbild.

Machen Sie das zu einem täglichen Spiel. Durch die ständige Visualisierung werden Sie ein immer genaueres Selbstbild erschaffen. Denken Sie immer wieder an die oben genannten Szenarien oder malen Sie sich gerne neue Szenarien aus. Sehen Sie sich darin als schlanken Menschen. So werden Sie Ihr neues Lieblings-Selbstbild erschaffen, welches von Ihrem Unterbewusstsein wahrgenommen wird.

Das allein reicht jedoch nicht aus.

WICHTIG:
Wenn Sie nur visualisieren, wird sich Ihr Selbstbild (noch) nicht verändern! Ganz im Gegenteil, Ihr Unterbewusstsein wird Ihnen widersprechen – denn Ihre Visualisierung stimmt noch nicht mir Ihrer Überzeugung überein. Das heißt: Es fällt Ihnen womöglich schwer, es wirklich zu glauben. Die Lösung: Sie müssen Ihr Unterbewusstsein von der Visualisierung überzeugen. Erst dann erfahren Sie die

Magie Ihrer inneren Urkraft.

Die Visualisierung funktioniert daher
NUR ZUSAMMEN mit dem nächsten Schritt 2!

***Schritt 2:* Beweise liefern, damit Ihr Unterbewusstsein das neue Selbstbild akzeptiert.**

Es bringt nichts, nur zu visualisieren! Wenn Sie nicht davon überzeugt sind, wird Ihr Unterbewusstsein Ihr neues Selbstbild nicht akzeptieren. Sie werden die Gegenreaktion Ihres Unterbewusstseins merken, indem Ihnen (leichte) Zweifel aufkommen. Das ist am Anfang völlig normal. Ihr Unterbewusstsein versucht Ihnen klar mitzuteilen, dass es jetzt noch nicht stimmt. Es hat aktuell noch ein anderes Bild von Ihnen gespeichert.

Sie können Ihr Unterbewusstsein niemals täuschen. Ihr Unterbewusstsein lässt sich nur durch Beweise überzeugen.

Was sind die besten Beweise für Ihr neues schlankes Selbstbild?
Antwort: Alle Taten und Handlungen, die Ihr neues Selbstbild erfüllen.

Jedes Mal also, wenn Sie etwas Sportliches oder Gesundes tun, denken Sie an Ihr neues schlankes Selbstbild. Sagen Sie in sich selbst:
„Ich werde immer schlanker. Hier der Beweis. Jetzt

bin ich wieder ein kleines Bisschen schlanker.“

Durch Beweise beginnen Sie, es innerlich zu glauben. Denn Sie wissen ja, dass es stimmt. Ihre Handlung ist der Beweis. Ob Sie Joggen, Pilates machen oder einfach nur die Treppe statt des Aufzugs nehmen - auch jede noch so winzige Kleinigkeit zählt als Beweis! Also selbst wenn Sie als Snack z.B. eine Möhre essen statt einer Süßigkeit.

Damit liefern Sie ständig neue Beweise für Ihr neues schlankes Selbstbild. Visualisieren Sie gleichzeitig Ihr schlankes „Ich“, werden Sie schon nach wenigen Tagen eine erste Veränderung spüren.

Ihr Unterbewusstsein beginnt Ihr neues Bild immer mehr akzeptieren. Sie werden tief im inneren immer mehr von Ihrem neuen Selbstbild überzeugt sein.

Und damit aktivieren Sie den magischen Prozess. Sie spüren ein immer größer werdendes neues Gefühl der inneren Motivation. Es wird jedes Mal stärker und stärker, wenn Sie mehr Beweise liefern und visualisieren.

Blockaden, die Sie am Abnehmen gehindert haben, werden sich nach und nach ganz auflösen.

Bitte haben Sie Geduld und bleiben Sie dran. Je öfter und intensiver Sie visualisieren und Beweise liefern, desto schneller werden Sie die magische Kraft Ihres

Unterbewusstseins spüren. Das garantiere ich Ihnen.

Das Ergebnis wird immer spürbarer: Sie haben Ihr Selbstbild verändert und sich erfolgreich auf das Schlank-Sein "umprogrammiert". Ihr Unterbewusstsein ist nun Ihr Team-Player.

Machen Sie weiter und vertiefen Sie Ihr neues Selbstbild noch mehr und mehr. Liefern Sie weiter Beweise und visualisieren Sie. Versuchen Sie so zu leben, wie es Ihrem neuen Selbstbild entspricht.

Kurz zusammengefasst. So gehts konkret:

Mit den 2 Schritten zum neuen Selbstbild:

Erschaffen Sie in Ihrem Kopf Ihr neues Lieblings-Selbstbild. Visualisieren Sie das neue Selbstbild und liefern Sie Beweise, indem Sie das tun, was Ihr neues Selbstbild erfüllt.

Das heißt konkret:
- Jedes Mal, wenn Sie Joggen, Walken, Sport oder Pilates machen,…
- Jedes Mal, wenn Sie sich gesund ernähren,…
- Jedes Mal, wenn Sie die Treppe statt des Fahrstuhls nehmen,…
- Jedes Mal, wenn Sie auf einen Snack verzichten,…
- Jedes Mal, wenn Sie Wasser oder Tee statt der Limo trinken,…

- Jedes Mal, wenn Sie etwas tun, was Sie Ihrem neuen Selbstbild näher bringt,…
- Jedes Mal also, wenn Sie einen Beweis liefern, der Sie etwas schlanker werden lässt,…

… stellen Sie sich Ihr schlankes „Ich“ in allen möglichen Situationen vor (Nachbar, Familie, Partner, Freunde, Arbeitskollegen). Sagen Sie in sich selbst: „Ich bin wieder ein kleines Bisschen schlanker. Hier der Beweis. Ich werde immer schlanker.“

Noch einmal: Je intensiver Sie diese Methode ausführen, desto schneller und stärker werden Sie die Wirkung spüren.

Sie können überzeugt sein: Diese Methode wirkt Wunder! Ich habe es selbst erlebt. Meine Klientinnen haben es auch erlebt.

Nun sind Sie an der Reihe.

Es fühlt sich plötzlich so an, als ob Sie Rückenwind hätten.

Meine Erfahrung dazu:
Als ich damals mein Selbstbild angepasst habe, hat sich nicht nur meine Figur, sondern mein ganzes Leben positiv entwickelt.

Ihr Unterbewusstsein ist da, um Ihnen zu helfen und nicht, um gegen Sie zu spielen. Es hört auf Ihre

Überzeugungen und versucht Sie auf Kurs zu halten. Unabhängig davon, ob der Kurs gut oder schlecht für Sie ist.

Auch jetzt in dieser Sekunde arbeitet Ihr Unterbewusstsein daran, ihr aktuelles Selbstbild zu erhalten.

Probieren Sie diese Methode mindestens 2 Wochen **täglich** aus. Dann wissen Sie, welches Gefühl der inneren Kraft ich meine.

Das ist vielleicht einer der wertvollsten Tipps.
Machen Sie was daraus.

#3. Überfordern Sie niemals Ihre Willenskraft.

Wie Sie ganz einfach neue Gewohnheiten integrieren und warum andere dabei scheitern.

Vielleicht kennen Sie auch die folgende Situation:
Sie beginnen mit voller Motivation Sport zu treiben oder die Ernährung umzustellen. Doch nach ein paar Wochen oder gar ein paar Tagen ist die Motivation weg und Sie landen wieder in Ihren alten Mustern.

Um dieser Motivationsfalle zu entgehen, müssen Sie Ihre anfängliche Motivation gut dosieren.

Was meine ich damit?

Wenn man sich vornimmt, etwas zu verändern, ist man in der Regel anfangs sehr motiviert. Soweit so gut.

ABER - dadurch geben wir am Anfang Vollgas und schöpfen voller Euphorie schnell die gesamte Motivationsenergie aus. Das dauert meist so lange, bis dann der erste Tag kommt, an dem wir erstmals keine Lust haben oder keine Zeit finden. Jeder kennt es.

„Nicht so schlimm, denn man kann ja morgen weitermachen." Aber meistens kommt es ganz anders. Sobald die Kette unterbrochen und die anfängliche Motivation aufgebraucht ist, geben viele schneller auf, als sie angefangen haben.

Wie entkommen Sie der Motivationsfalle?
Die Regel: **Jeden Tag nur ein bisschen!**

Es spielt kaum eine Rolle, wie intensiv oder lange Sie etwas machen. Nur wenn Sie es regelmäßig tun, wird es sich in Ihr Leben integrieren und nur dann werden Sie großartige Ergebnisse erhalten. Garantiert dauerhaft!

Das gilt für alles, wirklich alles, was Sie in Ihr Leben integrieren wollen.

2 Beispiele:
- Wenn Sie Ihre Ernährung umstellen wollen, dann starten Sie damit, nur eine Kleinigkeit zu verändern, dafür aber dauerhaft.
- Wenn Sie mit Sport anfangen möchten, dann starten Sie mit nur 5 bis 10 Minuten am Tag, dafür aber (fast) täglich.

Unterschätzen Sie nicht die enorme Wirkung der kleinen täglichen Schritte.

Kurz zusammengefasst:
Machen Sie täglich kleine Schritte, dann kommen Sie schneller ans Ziel. Das Geheimnis liegt in der Regelmäßigkeit.

Es ist viel effektiver 5-mal pro Woche für 10 Minuten zu trainieren, als einmal pro Woche für 50 Minuten zu trainieren.

Nur 5 bis 10 Minuten Training am Tag. Bei aller Motivation: Sie machen nicht mehr, aber auch nicht weniger. Genießen Sie Ihre kleine Auszeit. Es ist kein „Klotz", den Sie durchziehen müssen. Es strengt Sie nicht an und passt perfekt in Ihren Alltag.
Genauso mache ich mein regelmäßiges Pilates-Training. Es ist zu einer Gewohnheit geworden, auf die ich niemals verzichten möchte.

Der Effekt mit nur 10 Minuten Pilates am Tag wird Sie begeistern: Ihre Figur und Ihre Körperhaltung werden sich dauerhaft verbessern. Verspannungen verschwinden. Sie fühlen sich fitter, werden schlanker, straffer und energievoller.

Gute Nebenwirkung: Neurobiologische Studien haben ergeben, dass schon ein 10-minütiges Training unser Glücksempfinden und sogar unsere Lebensdauer erheblich steigern kann.

Egal für welche Art der Bewegung Sie sich entscheiden, dosieren Sie Ihre Motivation gut ein.

Ein berühmter Motivationstrainer sagte einmal:
„Die Sieger erkennt man am Start, die Verlierer auch."

Die Sieger teilen ihre Energie und Motivation gut ein und bleiben dadurch dauerhaft „am Ball". Die Verlierer verbrauchen rasch Ihre Kraft, verlieren schnell die Motivation und geben schließlich auf.

#4. Machen Sie Ihren Gewichtsverlust unumgänglich.

Die Entscheidung - Ihre wichtigste Basis jeglicher Veränderung.

Es ist schon fast ein Klischee, aber ich muss es trotzdem noch einmal sagen:
Das was Sie hierhergebracht hat, wird Sie auch künftig genau hierherbringen, wenn Sie sich nicht entscheiden, etwas zu ändern.

Der berühmte Nobelpreisträger Albert Einstein hat es mal treffend ausgedrückt:
"Die Definition von Wahnsinn ist, immer wieder das Gleiche zu tun und andere Ergebnisse zu erwarten."

So wie Sie heute leben (Ihre Arbeit, Ihre Beziehungen, Ihre Figur, Ihre Fitness und Ihre Gesundheit), ist das Resultat von Entscheidungen, die Sie in der Vergangenheit getroffen haben.

Haben Sie ein paar Kilo zu viel auf den Rippen?

Dann haben Sie in der Vergangenheit, also in den letzten Tagen, letzten Wochen, Monaten und Jahren ganz viele kleine Entscheidungen getroffen haben, die Sie genau dahin gebracht haben.

Der Inhalt Ihres Kühlschranks, Ihre Bewegungs-Gewohnheiten und vieles mehr …
– alles Entscheidungen.

Ob Sie es wollen oder nicht: Sie treffen immer eine Entscheidung. Selbst wenn Sie die Tipps aus diesem Buch nicht umsetzen sollten – auch das ist eine Entscheidung.

Entscheidungen passieren nicht nur einmal. Sie werden sich jeden Tag aufs Neue dafür entscheiden müssen. Das ist der Preis, den Sie für Ihren Idealkörper bezahlen müssen.

Mit den 4 Mini-Gewohnheiten werden Sie es schaffen. Die Entscheidung es durchzuziehen liegt jedoch ganz bei Ihnen.

So gehts konkret:

Sagen Sie JA und ziehen Sie es durch. Die Entscheidung von heute bringt die Resultate von morgen.

Es wird Ihnen von Tag zu Tag leichter fallen. Die Mini-Gewohnheiten werden für Sie so selbstverständlich sein, wie das tägliche Zähneputzen. Die Resultate werden Sie begeistern! Als Ergebnis werden Sie von Woche zu Woche schlanker, fitter und energievoller.

Freuen Sie sich jetzt schon auf Ihre neue, schlanke Figur.

All das beginnt jetzt - mit Ihrer Entscheidung.
Ich wünsche es Ihnen vom ganzen Herzen.

“**Alles** Große begann mit einem
ersten kleinen **Schritt**!”

Chinesische Weisheit

DIE 4 KLEINEN GEWOHNHEITEN - Seien Sie ab jetzt für immer schlanker und fitter.

Mit nur 4 kleinen, aber effektiven Anpassungen können Sie ernsthaft - wie nebenbei - dauerhaft schlanker, fitter, gesünder und energievoller werden.

Es gibt zahlreiche Blogs und Bücher, die mehr als 30 Gewohnheiten aufzählen, die für das Abnehmen gut sein sollen. Aber ganz ehrlich, wie realistisch ist es, dass man sich 30 Gewohnheiten von jetzt auf gleich aneignet? Es ist kaum möglich. Und selbst wenn es ginge, wie lange soll es denn dauern und womit sollen Sie anfangen?

Zu viele wichtige Fragen bleiben offen. Das Resultat ist ein Leser, der nicht weiß, wie er all das in sein Leben bringen soll. Ergo: Es wird nichts davon umgesetzt und alles bleibt beim Alten. Viel schlimmer: Der negative Glaubenssatz festigt sich, dass es schwer ist, sich Gewohnheiten anzueignen und diese eh nicht funktionieren. Daher sind solche Bücher für mich leider bestenfalls als Unterhaltungslektüre geeignet.

Das Geheimnis ist, sich nur auf die sog. **Schlüssel-Gewohnheiten** zu konzentrieren.

Sie gehen kleine Schritte und überfordern sich nicht. Sie bleiben dran – mit Stolz und Freude – vielleicht sogar für immer.

Ich habe mich nur auf die wirksamsten 4 Gewohnheiten fokussiert. Im Nachhinein kann ich mit Sicherheit sagen:

Genau das ist es, womit ich es geschafft habe, gesund abzunehmen und mein Idealgewicht seit mehr als 10 Jahren zu halten.

Mein Tipp an Sie: Gewohnheiten sind keine Blitz-Diät, sondern eine Art zu leben. Seien Sie bitte (vor allem zu Beginn) geduldig mit sich selbst und bleiben Sie dran. Freuen Sie sich über jeden noch so kleinen Schritt zu Ihrem neuen, schlanken ich.

MINI-GEWOHNHEIT #1

Das kleine Guten-Morgen-Detox. Trinken Sie morgens ein Glas Zitronenwasser!

Schwierigkeitsgrad: **Sehr einfach**
Benötigte Zeit: **1-2 Minuten**
Wirkungsgrad: **Hoch**

Warum ist das wichtig?

Egal ob durch die Atemluft, durch falsche Ernährung oder die permanenten Umweltgifte, unser Körper ist dauerhaft belastet. Diese giftige „Vermüllung“ hindert unseren Körper an einem normalen Stoffwechselvorgang. Als Ergebnis entsteht auch Übergewicht. Will man nachhaltig gesund abnehmen, muss man auch an Entgiftung denken.

Durch Zitronenwasser unterstützen Sie die körpereigenen Reinigungsfunktionen und versorgen gleichzeitig Ihr Immunsystem mit abwehrenden Nährstoffen.

Welche Resultate bringt Ihnen das kleine Guten-Morgen-Detox?

Frisches Zitronenwasser ist der Beauty-Tipp schlechthin! Das lauwarme Zitronenwasser ist wie ein sanfter Guten-Morgen-Kuss für Ihren Körper.

Wer auf guten Stoffwechsel und Verdauung achtet, startet mit einem Glas Zitronenwasser perfekt in den Tag!

Morgendliches Zitronenwasser hilft Ihren Organen, sich natürlich zu reinigen. Gifte, Fette und Stoffwechselabfälle der Nacht können so besser ausgespült und ausgeschieden werden. Ihre Haut wird reiner und weicher.

Sie aktivieren Ihren Stoffwechsel auf das Level einer 20-Jährigen! Diese Wirkung hält lange in den Tag hinein.

Es hebt außerdem nachweislich die Stimmung, macht Sie sofort wacher und stärkt Ihr Immunsystem.

Zitronenwasser bietet so viele Vorteile mit so wenig Aufwand. Sie sollten unbedingt versuchen, morgens Zitronenwasser zu trinken.

Nachfolgend die **10 größten Veränderungen** durch morgendliches Zitronenwasser:

1. Sie verlieren mehr Körperfett und nehmen schneller ab:
Zitronenwasser ist nicht nur gesund, es hilft auch beim Abnehmen. Denn der Körper braucht Vitamin C, um das für die Fettverbrennung wichtige Hormon Noradrenalin zu bilden. Das Hormon hilft dabei, Fett aus den Fettzellen zu lösen und es dem Körper als Energiereserve zur Verfügung zu stellen. Vitamin C ist außerdem an der Produktion von L-Carnitin beteiligt, was bei der Fettverbrennung in der Muskulatur benötigt wird.

Beim Abnehmen entsteht ein erhöhter Bedarf Ihres Körpers an Vitamin C. Denn das Vitamin ist wasserlöslich und wird bei einer erhöhten Urinproduktion (zu der es beim Abnehmen oft kommt) vermehrt ausgeschieden. Diesen Bedarf decken Sie mit dem Zitronenwasser jeden Morgen optimal.

2. Ihre Verdauung wird besser reguliert:
Durch Zitronenwasser wird die Gallenproduktion aktiviert, was für eine bessere Fettverdauung sorgt. Außerdem regt Zitronensäure die Bewegung in Magen und Darm an. Zusätzlich enthält Zitronenwasser verdauungsfördernde Enzyme und Pektin, was ebenfalls die Verdauung anregt und unterstützt. Weitere gute Gründe also, um Ihren Tag mit

Zitronenwasser zu beginnen.

3. Zitronenwasser löst Harnsäurekristalle:
Zitronenwasser liefert die höchste Citratmenge, was für eine normale Harntätigkeit unerlässlich ist. Citrat hilft Harnsäurekristalle aufzulösen, die beispielsweise in den Nieren Nierensteine bilden und dadurch Schmerzen verursachen. Außerdem können sich die Kristalle in den Gelenken absetzen und dann Gicht auslösen. Mit dem Zitronenwasser können Sie den Nierensteinen, der Gicht und den damit verbundenen Schmerzen vorbeugen. So bleiben Ihre Gesundheit und Beweglichkeit deutlich länger erhalten.

4. Ihr Körper wird basisch:
Zitronen schmecken zwar säuerlich, sie gehören jedoch zu den alkalischen Lebensmitteln. Denn aus dem Zitronensaft gelangen vor allem die basisch wirkenden Mineralstoffe wie Kalium und Magnesium ins Blut. Das ist für den Körper essenziell wichtig. Eine Zitrone enthält pro 100 g zum Beispiel 170 mg Kalium. Kalium unterstützt unter anderem das Herz und die Muskeln. Magnesium hingegen unterstützt die Nerven- und Muskelzellen und auch das Herz. Zusätzlich sorgt dieser Wirkstoff für gesunde Knochen und Zähne. Ein basischer Körper hemmt die Entstehung von Fettablagerung, unreiner Haut und Cellulite.

5. Ihr Immunsystem wird gestärkt:
Zitronen enthalten sehr viel Vitamin C (bis zu 50 mg Vitamin C pro 100 Gramm Zitrone) und sind dadurch optimal für Ihr Immunsystem. Doch nicht nur das, Vitamin C verbessert außerdem die Eisenaufnahme im Körper, was ebenfalls wichtig für ein starkes Immunsystem ist. Da unser Körper das Vitamin nicht selbst herstellen kann, ist es wichtig, es mit der Nahrung aufzunehmen. Außerdem wirkt Vitamin C als Anti-Oxidant. Das heißt, dass es die sog. freie Radikale im Körper neutralisiert. Das wiederum stärkt das Immunsystem und hat einen natürlichen Anti-Aging-Effekt.

Zusätzlich kann das regelmäßige Trinken von Zitronenwasser zum Beispiel Erkältungen vorbeugen. Durch seine antibakterielle Wirkung hilft es, Bakterien zu bekämpfen.

6. Ihr Energie-Level erhöht sich:
Es ist bewiesen, dass Zitronenwasser sofort fitter und energievoller macht. Bereits der Duft von Zitronen kann die Stimmung aufhellen und die körpereigene Energie ankurbeln. Der entgiftende Effekt des Zitronenwassers kann für einen Energie-Kick sorgen. Sie spüren die Wirkung sofort. Das wirkt sich positiv auf die Lebenslust und Motivation aus.

7. Ihr Atem wird frischer:

Zitronen wirken antibakteriell. Das heißt, dass sie eine reinigende Wirkung haben. Vor allem als Zitronenwasser können sich die antibakteriellen Eigenschaften der Zitrone voll entfalten. Dadurch hilft das Zitronenwasser beispielsweise gegen Mundgeruch, da es überschüssige Bakterien im Mund beseitigt.

8. Ihr Körper wird entgiftet:

Die zusätzliche Flüssigkeit und die harntreibende Wirkung der Zitrone sorgen dafür, dass Ihr Körper vermehrt Giftstoffe und Stoffwechselüberreste löst und ausscheidet. So wird der Körper entgiftet und die Organe entlastet. Das sorgt dann zum einen für eine erhöhte fettverbrennende Funktion der Organe. Zum anderen natürlich für ein besseres Körpergefühl und ein erhöhtes Wohlbefinden.

9. Zitronenwasser versorgt Sie mit Flüssigkeit:

Während des Schlafs verlieren wir viel Körperwasser über die Haut und über den Atem.

Durch das Trinken von Zitronenwasser nehmen Sie eine Extraportion Flüssigkeit zu sich. Das Zitronenwasser verhindert somit die Dehydration des Körpers. Das macht sich bemerkbar, dass Sie sich schon morgens fitter und kraftvoller fühlen.

10. Ihre Haut wird weicher und straffer:

Zitronenwasser unterstützt die Kollagenproduktion und stellt somit manche teure Anti-Aging-Cremes in den Schatten. Kollagen ist ein Protein und sorgt nicht nur für gesunde Knorpel, Knochen und Zähne. Es stärkt außerdem die Haut. Durch den Wirkstoff bleibt die Haut elastisch und straff, was zu einem jugendlichen Aussehen beiträgt. Damit werden also aktiv Falten und hängende Haut bekämpft. Gleichzeitig wird das Hautbild durch den Entgiftungseffekt des Zitronenwassers verbessert. Hautunreinheiten wie Pickel oder Akne können mit dem Zitronenwasser also auch bekämpft werden. Zusätzlich werden, wie schon erwähnt, freie Radikale im Körper gebunden und man beugt so Schäden an der Haut automatisch vor. Wer also Wert auf eine schöne Haut legt, sollte sich das Zitronenwasser erst recht gönnen.

So führen Sie es optimal aus

Bereiten Sie morgens ein großes Glas (ca. 0,4 Liter) mit lauwarmem Wasser und pressen Sie dort eine halbe Zitrone rein. Lauwarmes Wasser ist optimal, da es der Körpertemperatur am ähnlichsten ist. Das begünstigt die positive Wirkung auf den Körper noch mehr. Trinken Sie das Zitronenwasser auf leeren Magen zügig aus, denn dann entfaltet dieses Wunder-Getränk den besten Effekt.

Natürlich können Sie aber, gerade im Sommer, auch gekühltes Wasser benutzen. Wenn Ihnen das Zitronenwasser zu sauer schmeckt, können Sie es auch mit etwas Honig, Xylit oder Stevia süßen.

Wenn Sie keine Zitrone mögen oder mal keine Zitrone zu Hause haben, dann trinken Sie nur pures Wasser.

Tipps dazu:

Spülen Sie Ihren Mund nach dem Zitronenwasser mit purem Wasser aus oder putzen Ihre Zähne. So behalten Sie den optimalen Zahnschutz bei, denn die leichte Säure der Zitrone kann den Zahnschmelz beeinflussen.

Sie können neben Wasser und Zitrone auch Kräuter (z.B. frischen Thymian oder Minze) hinzufügen, um Ihren individuellen Geschmack zu finden. Schließlich soll es Ihnen bestens schmecken.

Ich habe viele Geschmäcker ausprobiert. Am besten finde ich jedoch nur lauwarmes Wasser mit einer halben Zitrone. Das geht sehr schnell und unkompliziert - für mich am besten. Zitronen habe ich immer zu Hause.

Ich trinke mein morgendliches Zitronenwasser bereits seit Jahren und möchte niemals mehr drauf verzichten.

Fangen Sie am besten schon morgen früh damit an. Sie werden schnell feststellen, wie gut Ihnen dieses Wunder-Getränk tut und gleichzeitig beim Abnehmen hilft. Und das mit nur **1 bis 2 Minuten Aufwand** – perfekt, oder?

Extra-Tipp für noch mehr Detox am Morgen!

Befreien Sie Ihre Zunge von Giftablagerungen der Nacht. Es funktioniert ganz einfach: Direkt nach dem Aufstehen mit dem Zungenschaber die Zunge reinigen. Es dauert weniger als eine Minute und bringt sehr viel.

Warum ist das gut?
Über Nacht sondert der Körper zahlreiche Gifte aus. Dies geschieht über alle „Kanäle“ nach Außen. Unter anderem auch über die Zunge. Das macht sich am Zungenbelag und am morgendlichen Mundgeruch bemerkbar. Wenn Sie also morgens Ihre Zunge mit einem Zungenschaber reinigen, helfen Sie Ihrem Körper zusätzlich beim natürlichen Entgiftungsprozess.

MINI-GEWOHNHEIT #2

Der Mini-Fatburner.
Verbrennen Sie Körperfett mit einem Mini-Workout!

Schwierigkeitsgrad: **Einfach bis Mittel**
Benötigte Zeit: **10-20 Minuten**
Wirkungsgrad: **Sehr hoch**

Warum ist das wichtig?

Wer ganz ohne Bewegung abnehmen will, läuft leider in 4 Gefahren hinein:

1) Ohne Bewegung verlangsamt der Stoffwechselprozess in Ihrem Körper. Dadurch ist es deutlich schwerer und langsamer, festsitzendes Körperfett loszuwerden.

2) Ohne Bewegung müssen Sie eine sehr strenge Diät halten und das bedeutet auch hungern. Sobald Sie wieder normal essen, nehmen Sie alle Pfunde wieder zu.

3) Langsames Abnehmen kann demotivierend wirken. Man gibt schneller auf, wenn Erfolge lange auf sich warten lassen. Somit wird es auch schwerer, das verlorene Gewicht zu halten.

4) Eine Diät ganz ohne Bewegung bewirkt immer einen Abbau von Muskulatur. Das Körperfett (als Energiespeicher) erscheint Ihrem Körper wichtiger als die Muskeln, die nicht gebraucht werden.

Alle diejenigen, die es geschafft haben, dauerhaft abzunehmen haben in irgendeiner Weise mehr Bewegung in Ihr Leben eingebaut.

Wenn Sie Gewicht verlieren und Ihre Muskeln nicht beanspruchen, werden diese abgebaut. Das hat nicht nur Auswirkungen auf Ihre Figur, sondern auch auf Ihre Gesundheit. Nicht nur die sichtbaren Muskeln, sondern auch der Herzmuskel baut ab. Eine Herzmuskelschwäche (Herzinsuffizienz) äußert sich dadurch, dass das Herz nicht mehr genug sauerstoffreiches Blut zu den Organen pumpen kann. Diese und ähnliche Erkrankungen gilt es zu vermeiden!

Sie müssen kein Athlet werden!

Auch leichte Bewegung verbrennt Fett, sorgt für optimale Verdauung und regt den Stoffwechsel an. Genau darum ist Bewegung beim Abnehmen so wichtig.

Ich selbst mache seit Jahren fast täglich mein „sanftes" Pilates-Workout. Das war wichtig für meine Figur und ist es heute immer noch. Wer schlank und gesund sein möchte, muss sich bewegen, egal wie.

Welche Resultate bringt Ihnen der Mini-Fatburner?

Regelmäßige Workouts können einen der größten Effekte auf die Figur bringen. Dabei muss das Training keinesfalls lang und anstrengend sein.

Kleine regelmäßige Mini-Workouts machen Sie beweglicher, energievoller, stressresistenter und natürlich schlanker - jetzt und bis ins hohe Alter. Durch regelmäßige Bewegung werden Sie automatisch gesünder und bewusster leben.

Studien haben bewiesen, dass körperliches Training vor Krankheiten schützen und sogar das Altern verlangsamen kann.

Im Prinzip spielt es keine Rolle, welche Art der Bewegung Sie ausführen: Aerobic, Joggen, Schwimmen, Power-Yoga, Pilates, Powerwalken, usw.

Ich habe so ziemlich alles ausprobiert und bin bei Pilates hängen geblieben. Es ist eines der effizientesten Trainings, die ich kenne. Mit wenig Zeit kann man hier viel erreichen.

Wenn Sie Pilates-Übungen korrekt ausführen, können Sie bereits nach 15 bis 20 Anwendungen die ersten Resultate sehen. So ging es auch mir und den meisten meiner Klientinnen, die mit Pilates angefangen haben.

Ich werde oft gefragt, was besser für das Abnehmen ist: Muskeltraining oder Ausdauertraining? Ausdauertraining sorgt für direkte Kalorienverbrennung. Muskeln hingegen formen und straffen den Körper. Außerdem sorgen Muskeln für mehr Fettverbrennung, auch in Ruhephasen.

Die Antwort ist also: Beides ist gut für das Abnehmen! Und genau das bietet Pilates in jeder Trainingssession. Sie straffen Ihre Muskulatur und steigern die Ausdauer. Ein Mini-Workout von 10 Minuten reicht völlig aus. Entscheidend ist die Regelmäßigkeit.

Der Effekt auf Ihren Körper ist beachtlich:

- Ihr Körperfett reduziert sich
- Ihre Körperhaltung verbessert sich
- Faszien werden gelockert und Verspannungen gelindert
- Ihre Muskeln werden stärker, straffer und schlanker

Ein weiterer Vorteil von Pilates ist, dass Sie Ihr „Powerhouse" aktivieren. So nennt sich bei Pilates die innere Tiefenmuskel-Gruppe bestehend Beckenboden, Korsettmuskel, Zwerchfell und dem vielspaltigen Muskel an der Wirbelsäule. Das „Powerhouse" sorgt für Stabilität und perfekte Körperhaltung. Dadurch beugen Sie auch Rückenschmerzen durch eine Fehlhaltung vor. Diese Tiefenmuskeln sind selbst bei sportlich aktiven Menschen oft zu schwach ausgebildet.

Wenn Sie Pilates richtig ausführen, können Sie das maximale Ergebnis erhalten. Ich muss es noch mal betonen: Wichtig ist die korrekte Ausführung. Genau darin liegt das Geheimnis von Pilates. Dieses wichtige Prinzip wird leider oft in den sozialen Medien wie Facebook, Instagram und Youtube leider oft ausgelassen.

Tipp für Pilates-Anfänger:
Um Pilates richtig zu trainieren, empfehle ich Ihnen ein gutes Studio in Ihrer Region zu finden oder (zeitsparender) mit einem guten Pilates-Coach online zu trainieren.
Wenn Sie Pilates ausprobieren möchten, finden Sie eine Übersicht geeigneter Online-Pilates-Studios unter: www.diaet-tester.de/pilates.

Neben der Fettverbrennung bringen regelmäßige Mini-Workouts weitere Vorteile:

1. Sie haben bessere Laune
Kaum etwas hilft gegen schlechte Laune so gut wie eine kleine Trainingssession. Dabei werden nachweislich Endorphine, also Glückshormone freigesetzt, die jede miese Stimmung sofort vertreiben. Weiterer Pluspunkt: Sie einen Grund mehr stolz und zufrieden zu sein, weil Sie es durchgezogen haben.

2. Sie schlafen besser

Tief und fest schlafen: Das gelingt viel besser nach einer Trainingssession! Durch die Bewegung wird Stress abgebaut, was uns besser schlafen lässt. Und die Muskeln werden durch die Bewegung auch müde.

3. Sie empfinden weniger Stress

Durch ein regelmäßiges Training werden Sie automatisch resistenter gegen Stress. Das merken Sie sofort, sobald Sie sich auspowern. Beim Training wird der Kopf frei, man vergisst Probleme und zusätzlich werden auch noch Glückshormone freigesetzt. Das perfekte Rezept gegen Stress!

4. Sie haben mehr Energie im Alltag

Regelmäßiges Training steigert dauerhaft Ihr Energielevel. Auch wenn Sie direkt nach dem Training eventuell müde sind. Nach einer Weile jedoch merken Sie automatisch mehr Power. Sport gibt Energie zurück und macht unseren müden Kopf wieder frisch und munter.

5. Ihr Blutdruck wird besser reguliert

Wer regelmäßig trainiert, hat weniger Probleme mit Bluthochdruck, das haben verschiedenste wissenschaftliche Studien gezeigt. Schon mit einem Mini-Training kann der Blutdruck gesenkt werden. Sie merken das, indem Sie sich wohler fühlen.
Übrigens: Das gilt auch für einen erhöhten Cholesterinspiegel. Durch mehr Bewegung verbessern sich die Blutwerte.

6. Ihr Immunsystem wird stärker

Schon lange ist es bewiesen: Bewegung ist gut fürs Immunsystem. Durch regelmäßige Bewegung beugen Sie aktiv vielen Krankheiten vor.

Auch die Deutsche Krebshilfe hat eindeutig bestätigt, dass eine gesunde Ernährung und regelmäßiger Sport das Risiko für die Entstehung von Krebs deutlich senken kann.

7. Sie entwickeln ein höheres Selbstbewusstsein

Yes! Wir haben trainiert und sind stolz auf uns. Denn wir haben geschwitzt und trotzdem durchgehalten. Das ist gut fürs Selbstwertgefühl. Außerdem erhalten Sie eine bessere Körperhaltung, wenn sie regelmäßig Sport treiben. Ein weiteres Plus für stärkeres Selbstbewusstsein.

So führen Sie es optimal aus

Finden Sie zunächst Ihre perfekte Uhrzeit für Ihr Mini-Workout. Ist es morgens, wenn alle anderen noch schlafen oder nachmittags oder eher nach der Arbeit? Das sollten Sie individuell für sich entscheiden. Versuchen Sie dann immer um die gleiche Zeit zu trainieren. Dadurch kann es schneller zur Gewohnheit werden.

Tipp für den Anfang: Suchen Sie sich bitte auch 2 feste Wochentage aus, an denen Sie kein Workout machen. Ich zum Beispiel mache mittwochs und samstags gerne mal eine Trainingspause. So ist es gleich viel entspannter und passt für mich perfekt.

Fangen Sie dann klein an. Am Anfang ist es völlig ok, wenn Sie nur 5 Minuten trainieren. Hauptsache Sie bleiben dran. Versuchen Sie ungestört zu sein. Reservieren Sie diese Zeit nur für sich. Sie werden schnell merken, dass Sie mehr wollen. So wird Ihr Training langsam zur Gewohnheit.

Finden Sie Ihr Lieblingstraining: Ist es Joggen, ist es Pilates, ist es Powerwalken oder eine gute Mischung aus allen? Sie sind der Boss.

Freuen Sie sich auf eine knackigere Figur!

MINI-GEWOHNHEIT #3

Clever satt werden.

Essen Sie mehr Gemüse und essen Sie etwas langsamer!

Schwierigkeitsgrad: **Einfach**
Benötigte Zeit: **Keine besondere Extrazeit**
Wirkungsgrad: **Hoch**

Warum ist das wichtig?

Das Problem der modernen, westlichen Ernährung ist nicht allein der große Anteil stark verarbeiteter Lebensmittel und dementsprechend vieler Schadstoffe. Ein ebenso schwer auf die Gesundheit wirkender Faktor sind die Dinge, die wir stattdessen nicht mehr essen. Wer beispielsweise Reis, Pommes, Nudeln oder andere Teigwaren isst, kann damit satt werden. Jedoch fallen dadurch viele nährstoffreiche Lebensmittel vom Speiseplan - und mit Ihnen viele gesundheitliche Vorteile.

Welche Resultate bringt Ihnen gesundes Satt-Werden?

Essen müssen Sie sowieso. Warum dann nicht mehr von dem essen, was Sie lange satt, gesund und schlank macht?

Diese Gewohnheit mag auf den ersten Blick etwas langweilig klingen, ist aber für das Abnehmen und für die Gesundheit äußerst wirksam. Ich muss es in diesem Zusammenhang noch mal sagen: **Ihr Körper besteht aus dem, was Sie *täglich* zu sich nehmen.**

Wenn Sie den Gemüseanteil in Ihrem Essen steigern, werden Sie schnell die Vorteile spüren!

Egal ob roh, gegart, gebraten oder gekocht: Gemüse versorgt Ihren Körper mit wichtigen Nährstoffen. Es enthält viele Vitamine, Mineralstoffe, Proteine, Spurenelemente und Ballaststoffe. Ihre Körperzellen sind damit optimal versorgt, Sie werden schneller und länger satt, essen weniger und verlieren automatisch überschüssiges Gewicht.

Gemüse enthält viel Wasser und Ballaststoffe. Damit hat es viel Volumen. Bei einem guten Sättigungsgefühl kommt es vor allem auf zwei Komponenten an: die Magenfüllung und die Nährstoffzusammensetzung.

Gemüse sorgt mit seinem Volumen für eine optimale Magenfüllung. Ist der Magen gut gefüllt, werden über Rezeptoren in der Magenwand Sättigungssignale ans Gehirn gesendet.

Außerdem bringt Gemüse Ihre Darmflora in Gleichgewicht. Das ist die beste Basis für schnelles Abnehmen und einen dauerhaft schlanken Körper.

Nachfolgend die 7 wichtigsten Gründe, warum Sie (viel) mehr Gemüse essen sollten, wenn Sie Gewicht verlieren wollen.

1. Gemüse gegen Heißhunger!

Werden Ihre Körperzellen nicht mit ausreichend Nährstoffen versorgt, signalisieren sie Heißhunger. Dies gilt vor allem beim Verzehr von Fertiggerichten, Fastfood, Zucker und Weizenmehl. Ihr Körper macht Ihnen schnell deutlich, dass er mehr Nährstoffe braucht – Sie merken das am häufig aufkommenden Hungergefühl.

Jede Ihrer Körperzellen benötigt laufend Nährstoffe und Energie. Sind die Zellen unterversorgt, signalisieren sie Hunger. Dieser sogenannte Zell-Hunger ist überlebenswichtig, denn Ihre Körperzellen dürfen niemals verhungern.

Perfekt satt werden Sie also, wenn Sie Ihrem Körper die wichtigen Nährstoffe zuführen. Gemüse ist sehr nährstoffreich, versorgt die Zellen und stillt damit den tief sitzenden Zell-Hunger.

Wenn Sie Gemüse essen, freut sich jede einzelne Zelle Ihres Körpers!

2. Wer viel Gemüse isst, muss keine Kalorien zählen

Gramm für Gramm enthält Gemüse weniger Kalorien als z.B. Getreide (und Fleisch). Sich mit Gemüse satt zu essen, ohne seinen täglichen Energiebedarf zu überschreiten, ist daher einfach.

Wer sich mehr Energie im Essen wünscht, kann diese in Form von Fett (z.B. Olivenöl) hinzufügen und so zugleich die Aufnahme der fettlöslichen Vitamine verbessern.

Kalorie für Kalorie enthalten Gemüse und Obst mehr Mikronährstoffe als Getreideprodukte. Die breite Palette der Obst- und Gemüsepflanzen bietet viel mehr verschiedene Vitamine, Mineralstoffe und sekundäre Pflanzenstoffe als alle Sorten, die wir zur Getreidegewinnung verwenden.

3. Frisches Gemüse ist (fast) immer Low Carb

Gemüse enthält erheblich weniger Kohlenhydrate als Getreide und Hülsenfrüchte: 5–20% im Gegensatz zu 60–80%. Selbst süßes Obst wie Bananen überschreiten kaum die 20-%-Grenze.

Wer sich von reichlich Obst und Gemüse ernährt, nimmt also nur einen Bruchteil der Kohlenhydrate einer getreidelastigen Ernährung (Reis, Nudeln, Brot) auf. Dementsprechend einfacher sind die Kontrolle des Blutzuckerhaushalts und das Auflösen überschüssiger Fettdepots.

4. Gemüse macht schneller und länger satt.

Aufgrund des hohen Volumens von Gemüse wird ihr Magen auf eine kalorienarme Weise schneller gefüllt.

Die meisten Gemüsesorten haben einen Energiegehalt unter 60 Kalorien pro 100 g, denn Gemüse besteht zu 75 – 95 % aus Wasser.

Das "ich bin satt"-Gefühl stellt sich dadurch schneller ein. Gemüse enthält viele Ballaststoffe, was für eine lang anhaltende Sättigung sorgt. Darum macht Gemüse schneller und länger satt als z.B. Brot, Pommes oder Nudeln.

5. Sie werden automatisch vitaler
Neben Obst ist Gemüse die wichtigste Quelle für Vitamin C (Paprika, Grünkohl, Petersilie). Außerdem kann Gemüse wesentlich zur Versorgung mit Vitaminen der B-Gruppe (Zucchini, Fenchel, Blumenkohl, Brokkoli, Feldsalat, Hülsenfrüchte) beitragen.

Die wichtigsten Mineralstoffe im Gemüse sind Kalium, Phosphor, Magnesium, Kalzium und Eisen. Diese sorgen für die optimale Funktion zahlreicher Prozesse in Ihrem Körper. Fehlen sie, fühlen Sie sich meist schlapp und niedergeschlagen.

6. Verdauung und Stoffwechsel werden verbessert
Wer viel Gemüse isst, kann etwa 1/3 der wünschenswerten täglichen Ballaststoffzufuhr abdecken (erwünscht sind 30 g Ballaststoffe pro Tag). Im Schnitt liefert Gemüse etwa 2–3 g Ballaststoffe je 100 g.

Eine gute Darmflora begünstigt die optimale

Verdauung und den Stoffwechsel. Studien haben gezeigt, dass alle schlanken Menschen eines gemeinsam haben: eine gute Darmflora. Diese bekommen Sie automatisch, wenn Sie diese mit vielen guten Gemüse-Nährstoffen versorgen.

7. Gemüse ist gut für Ihre Gesundheit und Anti-Aging

"Sekundäre Pflanzenstoffe" sind Farb-, Duft-, Geschmacksstoffe und ätherische Öle. Sie werden von den Pflanzen zum Schutz vor Schädlingen und Krankheiten gebildet. Die sekundären Pflanzenstoffe sorgen für die spezifische Farbe, den Geschmack und den Duft von Gemüse. Sie sind dafür verantwortlich, dass z.B. eine Paprika rot, grün oder gelb ist oder eine Gurke nach Gurke schmeckt.

Die sekundären Pflanzenstoffe gehören zur Gruppe der bioaktiven Substanzen. Sie kommen in geringen Konzentrationen in Obst und Gemüse vor und sind laut Studien auch für den Menschen gesundheitsfördernd.

Sekundäre Pflanzenstoffe sollen Krebs-, Herz- und Kreislauferkrankungen vorbeugen, vor Infektionen schützen, den Cholesterinspiegel senken und das Immunsystem stärken können.

Außerdem reinigen die Ballaststoffe aus Gemüse die inneren Organe und das wiederum verbessert das Hautbild.

Gemüse lässt weniger Raum für die häufig unverhältnismäßig großen Fleisch- oder Getreideanteile in der Ernährung. Wenn wir den Teller mit Gemüse füllen, wird Fleisch zur Beilage und auch der Hunger auf Gebäck und nährstoffarme Nudeln sinkt.

Fazit: Gemüse sorgt für Vitalität, ein starkes Immunsystem, junges Aussehen, reine Haut und mehr Lebenskraft. Gemüse ist nährstoffreich, kalorienarm und perfekt sättigend - Sie essen automatisch weniger und verlieren Körpergewicht.

Obst und Gemüse können geschmacklich kein Brot ersetzen. Das müssen sie auch nicht, denn sie bieten viele eigene Stärken. Die hier genannten Vorteile von Obst und Gemüse klingen weitaus attraktiver und dienen als Motivation zum Umdenken.

Warum sollten Sie langsamer essen oder kleine Pausen während einer Mahlzeit einbauen?

Es ist ganz einfach: Das Sättigungsgefühl wird durch ein spezielles Hormon (Leptin) verursacht. Jedoch kann es zu einer Verzögerung von 5 bis 8 Minuten kommen, bis das Hormon ausgeschüttet wird. Das ist die Zeit, wo Sie noch weiter essen könnten, obwohl Sie eigentlich schon genug gegessen haben. Erst im Nachhinein spürt man, dass man viel zu satt ist.

Die Lösung: Gewöhnen Sie sich an, langsam zu essen. Bauen Sie kleine 20 Sekunden-Pausen während einer Mahlzeit ein. Sie werden dadurch viel schneller das Sättigungsgefühl spüren und nie wieder zu viel essen.

Neben geringerer Kalorienaufnahme beugen Sie auch vor, dass Ihr Magen gedehnt wird und reduzieren damit auf ganz natürliche Weise Ihren Bauchumfang.

So führen Sie es optimal aus

1. Egal ob Frühstück, Mittag- oder Abendessen: Nehmen Sie sich mindestens 15 Minuten Zeit für eine Mahlzeit. Das bedeutet, dass Sie den letzten Bissen mindestens 15 Minuten nach Beginn der Mahlzeit machen. Wenn Sie generell ein Schnellesser sind, dann hilft es zu Beginn, wenn Sie auf Ihrem Smartphone einen Timer einstellen. Kauen Sie gründlich und genießen Sie jeden Bissen. Sie haben die Zeit. 15 Minuten sind absolut ausreichend und sollten für eine Mahlzeit immer zur Verfügung stehen.

2. Egal ob Sie selbst kochen, essen gehen oder sich etwas nach Hause liefern lassen – überall haben Sie die Möglichkeit, mehr leckeres Gemüse zu essen.

Sie müssen nicht gleich zum Vegetarier oder gar Veganer werden. **Das Geheimnis liegt daran, etwas mehr Gemüse zu essen.**

Es ist im Prinzip ganz einfach: Ersetzen Sie Beilagen wie Pommes, Reis und Nudeln durch Gemüse.

Jeder findet Gemüsesorten, die richtig gut schmecken. Schnell zubereitet und passend gewürzt kann Gemüse vielfältig und extrem lecker sein.

Kleiner Tipp: Legen Sie als Erstes immer das Gemüse auf Ihren Teller.

2 SCHNELLREZEPTE - in 5 Schritten fertig!

Diese 2 sehr einfache und schnelle Rezepte kommen bei mir mindestens 2-mal in der Woche auf den Tisch.

#1: Das einfachste Rezept für leckere Gemüsebeilage:

1. Waschen und würfeln Sie Ihr Lieblingsgemüse (z.B. Blumenkohl, Brokkoli, Zucchini und Möhren).
2. Füllen Sie Wasser in einen Kochtopf, sodass der Topfboden mit ca. 1 cm Wasser bedeckt ist.
3. Geben Sie den Gemüsemix in den Kochtopf. Hartes Gemüse wie Möhre oder Sellerie zuerst, damit nur das harte Gemüse im Wasser liegt.
4. Lassen Sie nun das Wasser für ca. 10 Minuten auf mittlerer Hitze köcheln. Wichtig: Decken Sie den Topf zu, damit der entstehende Dampf das Gemüse perfekt garen kann.
5. Nach 10 Minuten gießen Sie das Restwasser aus und würzen das Gemüse mit etwas Salz und ggf. Pfeffer. Fertig ist die perfekte Gemüsebeilage.

Noch einfacher und besser geht es mit einem Gareinsatz für einen Kochtopf.

Warum garen?
Durch das Garen wir das Gemüse viel besser und schneller verdaut als rohes Gemüse. So ist es viel bekömmlicher und die Nährstoffe bleiben beim schonenden Garen erhalten. Mit einem Gareinsatz kann nichts anbrennen und es gelingt immer blitzschnell.

#2: Das wohl einfachste Rezept für leckeren 5-Minuten-Salat:

Dieser schnelle Salat eignet sich hervorragend als Hauptmahlzeit.

Zutaten für 1-2 Portionen:

- ½ Gurke, 1 Tomate und 1 Paprika
- 1 Handvoll Feldsalat
- 2 gekochte Eier oder gebratene Putenstreifen
- 1 Handvoll Cashewkerne
- Olivenöl, Salz und Pfeffer

Zubereitung:

1) Gurke, Tomate und Paprika waschen und schneiden.
2) Feldsalat waschen und dazu mischen.
3) Mit 2 gekochten Eiern oder Putenstreifen und Cashewkernen belegen.
4) Mit reichlich Olivenöl verfeinern.
5) Mit etwas Salz und Pfeffer würzen. Fertig.

Tipp:

Verzichten Sie bitte möglichst auf Fertig-Salat-Dressings, denn die meisten enthalten sehr viel Zucker. Mehr dazu im nächsten Kapitel.

Nachfolgend 2 gesunde und schnelle Salatdressings:

#1: Reines Olivenöl

Optimales Salatdressing ist reines (Bio-) Olivenöl. Das schmeckt köstlich und ist sehr gesund. Olivenöl können Sie ruhig in größeren Mengen verzehren, denn es hilft der Verdauung.

Als ich in der Betriebskantine aß, hatte ich immer meine eigene kleine Flasche gutes Olivenöl von zu Hause mit.

#2: Mittelmeer-Dressing

Dieses frische Dressing schmeckt sehr lecker, ist gesund und schnell zubereitet.

Zutaten für 2-4 Portionen:

- ½ bio Limette (Saft und etwas geriebene Schale)
- 1 Esslöffel mittelscharfer Senf
- ½ Esslöffel Honig
- 3 Esslöffel Olivenöl
- Salz und Pfeffer

Zubereitung:

1) Limettensaft, Limettenschale, Senf, Honig und Öl zu einem Dressing verquirlen.
2) Mit Salz und Pfeffer abschmecken. Fertig.

Lassen Sie es sich schmecken!

MINI-GEWOHNHEIT #4

Smart genießen mit gutem Gewissen. Reduzieren Sie Zucker!

Schwierigkeitsgrad: **Einfach bis Mittel**
Benötigte Zeit: **Keine Extrazeit benötigt**
Wirkungsgrad: **Sehr hoch!**

Warum ist das wichtig?

Eines vorweg: Es geht bei dieser Gewohnheit nicht darum, dass Sie sich Zucker komplett verbieten. Es geht in erster Linie darum, dass Sie das Bewusstsein dafür entwickeln und von selbst weniger Zucker zu sich nehmen möchten. Es gibt zahlreiche gesündere Alternativen, die besser schmecken, Ihnen nicht schaden und kein Übergewicht fördern.

Industriezucker- und Zuckerprodukte zählen zu den größten Dickmachern und den ungesündesten Lebensmitteln. Streng genommen ist Zucker nicht einmal ein Lebensmittel. Es ist eher ein Genussmittel wie Alkohol und Tabak. Ja, Zucker kann auch süchtig machen. Die meisten Menschen essen und trinken eindeutig zu viel Zucker, auch wenn ihnen das nicht bewusst ist. Was wir als Kinder geliebt haben, kann uns Erwachsene dick, krank und sogar depressiv machen.

Wichtig: Die Rede ist hier von industriell hergestelltem Zucker – nicht von natürlichem Zucker in frischem Obst und Gemüse!

Ihr Körper benötigt den natürlichen Zucker in Form von frischen Früchten, Obst und Gemüse. Jede einzelne Zelle Ihres Körpers benötigt täglich diesen natürlichen Zucker zum Überleben.

Der ungesunde Industrie-Zucker dagegen kann den Körper belasten und sorgt für die Überfettung der Organe. Er tarnt sich in Lebensmitteln unter verschiedenen Namen: Zucker, Glukose-, Fruktose-, oder Maltosesirup, Invertzuckersirup, Dextrose oder Maltodextrin. Auch brauner Zucker gehört dazu!

Egal in welcher Form er auftaucht, Zucker ist einer der schlimmsten Dickmacher. Die Leber muss ihn in Schwerstarbeit in Körperfett verstoffwechseln – und wird dabei selbst überfettet. Dieser Fakt ist bereits hundertfach wissenschaftlich bestätigt.

Wer als erwachsener Mensch viel Zucker isst, verfettet seinen Körper. Oft leiden auch äußerlich schlanke Menschen unter einer Fettleber. Also auch die Menschen, die nicht an Übergewicht leiden können durch übermäßigen Zuckerkonsum erkranken.

Warum ist Industrie-Zucker so gefährlich?

Industriell hergestellter Zucker hat keine Nährstoffe. Dieser besteht aus reinen einfachen Kohlenhydraten. Das ist der Hauptgrund, warum der Körper nichts damit anzufangen weiß, außer ihn als Körperfett für später als Reserve-Energie zu speichern. Nach einem kurzen Energiekick macht er hungrig und sorgt dafür, dass das Gehirn nach mehr „schreit".

Raffinierter Industrie-Zucker ist in der westlichen Ernährung leider zur Gewohnheit geworden. Was früher als kostbares Gewürz galt, ist heute überall zu finden. Ob in Fertigpizza, Soßen oder Chips – Zucker steckt sogar in Produkten, die nicht einmal süß schmecken.

Studien ergaben, dass der deutsche Durchschnittsbürger umgerechnet bis zu 29 Stück Würfelzucker (also um die 90 Gramm Zucker) täglich zu sich nimmt. Das ist fast das Doppelte von dem, was die Weltgesundheitsorganisation (WHO) als tägliche Höchstmenge (50 Gramm) empfiehlt. In den Richtlinien aus dem Jahr 2015 lag die Empfehlung noch bei 25 Gramm!

Meine Meinung: Wenn etwas eine Höchstmengen-Grenze durch die WHO benötigt, sollte es prinzipiell sehr verhalten oder gar nicht konsumiert werden. In den allermeisten Fällen sind das Stoffe, die unserem Körper schaden können. Zucker gehört definitiv dazu!

Es gibt ganze Bücher, die sich nur mit dem Thema

Zucker beschäftigen. Ich will hier jedoch nicht den Rahmen sprengen, sondern Ihnen lediglich die Augen öffnen und Sie für das Thema sensibilisieren. Denn Industriezucker ist in jeglicher Form ungesund und sorgt für Übergewicht.

Welche Resultate bringt Ihnen diese kleine Gewohnheit?

Die Reduzierung oder gar der Verzicht auf Industriezucker wird Ihrer Figur und Gesundheit einen großen Effekt bringen. Garantiert!

Unter anderem werden Ihre Darmflora und Ihre Leber regelrecht aufatmen und das überschüssige Körperfett von selbst entsorgen.

Die 8 dauerhaften Verbesserungen bei Reduzierung von Industrie-Zucker:

1. Gewichtsverlust / natürliche Fettverbrennung
Industriezucker hat eine hohe Energiedichte, ohne dabei Vitamine oder Mineralstoffe zu enthalten. Es sind somit leere Kalorien, die in vielen verarbeiteten Lebensmitteln „versteckt“ sind. Der Blutzuckerspiegel steigt rapide an und die Bauchspeicheldrüse schüttet Insulin aus. Das Hormon schleust den Zucker in die Zellen und beschleunigt so die Fetteinlagerung, denn der Zucker wird in Fett umgewandelt.

Wer über Jahre zu viel Süßes isst, riskiert Übergewicht oder sogar Fettleibigkeit (Adipositas). Hierzulande sind bereits rund 53% der Frauen und 67% der Männer übergewichtig – Tendenz steigend.

Durch den Verzicht auf Zucker stoppen Sie neue Fettablagerungen und geben Ihrem Körper die Zeit, altes Fett zu verbrauchen.

2. Besseres Sättigungsgefühl und keinen Heißhunger mehr

Ein zu hoher Zuckerkonsum kann auf Dauer zu einer Leptin-Resistenz führen. Das Sättigungshormon (Leptin), das dem Gehirn normalerweise mitteilt, dass der Magen voll ist, tut seinen Dienst nicht mehr – was zu Übergewicht führen kann. Reduziert man seinen Konsum an industriell hergestelltem Zucker, kann dies zu einem schnell verbesserten Sättigungsgefühl führen.

3. Mehr Energie und besseres Wohlbefinden

Insgesamt fühlt man sich spätestens nach 5 Tagen ohne Zucker fitter und vitaler. Das bekannte Nachmittagstief bleibt aus. Grund dafür ist der Blutzuckerspiegel, der ohne Zucker im Laufe des Tages konstant bleibt und so vor Heißhungerattacken schützt.

4. Besserer Schlaf

Übermäßiger Zuckerkonsum macht antriebslos, träge und kann zu Schlafproblemen führen. Durch den

Verzicht auf Zucker kommen Sie energiegeladener, wacher und fitter durch den Tag. Das Ein- und Durchschlafen fällt dadurch leichter.

5. Der Geschmack verändert sich

Darüber hinaus wird sich auch der Geschmackssinn während der zuckerfreien Zeit verändern. Die Geschmacksknospen werden sensibilisiert und neutralisiert, wodurch eine Entwöhnung von einer unnatürlichen Süße stattfindet.

Nahrungsmittel mit viel zugesetztem Zucker oder Süßigkeiten werden bald als viel zu süß empfunden. Gleichzeitig werden Sie merken, dass Sie Obst plötzlich viel süßer wahrnehmen als vorher. Auch Gemüse oder Brot werden Sie intensiver schmecken.

6. Vorbeugung gegen Zahn-Karies

Dass Zucker Karies fördert, ist allgemein bekannt. Entscheidend ist vor allem, wie lange der Zucker im Mund bleibt. Wenn ständig Zucker an den Zähnen klebt, oder sie ständig von süßen Softdrinks umspült werden, kann Karies sich schnell ausbreiten.

7. Reinere Haut und besseres Hautbild

Zucker hat eine entzündungsfördernde Wirkung. Ein hoher Zuckerkonsum lässt die Haut schneller altern und begünstigt Unreinheiten, Pickel und Akne. Daher verschwinden beim Zucker-Detox häufig auch Hautprobleme: Die Haut wird reiner und strahlender.

8. Das Herz und die Leber werden geschützt
Ein hoher Zuckerkonsum wird mit einem erhöhten Risiko für Herzkrankheiten in Verbindung gebracht. Wenn Sie auf zugesetzten Zucker verzichten, wirkt sich dies positiv auf Ihre Herzgesundheit aus.

Erstaunlich: Alle diese Vorteile erhalten Sie ganz automatisch, wenn Sie nur diese eine Zutat weglassen. Verzichten Sie auf Industrie-Zucker! Es gibt so viele und bessere Alternativen – dazu gleich mehr.

So führen Sie es optimal aus

Schauen Sie bitte genau hin!

Machen Sie es sich zur Gewohnheit, die Zutatenliste von Lebensmitteln zu lesen, bevor diese im Einkaufskorb landen. Die Zutatenliste finden Sie immer auf der Verpackung. Sie glauben nicht, wo überall Zucker versteckt ist!

Finden Sie „Zucker“ an den vorderen Stellen der Zutatenliste, suchen Sie nach Alternativen ohne Industriezucker oder überlegen Sie, auf das Produkt ganz zu verzichten.

Worauf müssen Sie achten?

Zucker hat viele Namen. Über 70 (!) verschiedene Begriffe kennt und nutzt die Industrie für Zucker. Als grobe Faustregel gilt: Alles, was die Endung -ose oder -sirup hat, ist eine Form von Zucker. Mit Namen wie Saccharose, Glucose, Fructose, Malzextrakt, Maltodextrin oder Süßmolkepulver wird der Zucker von Herstellern getarnt.

Ein Blick auf die Zutatenliste lohnt also auf jeden Fall. Gerade weil sich Zucker in vielen Lebensmitteln versteckt, in denen Sie es kaum vermuten. Zum Beispiel in herzhaften Produkten wie Laugengebäck, Gemüsebrühe, Senf, Ketchup oder Essiggurken.

Zucker wird nicht nur als Süßungsmittel eingesetzt, sondern fungiert oft auch als günstiger Füllstoff und Geschmacksträger. Hersteller verwenden ihn gerne, um andere Produktschwächen auf dem einfachsten und günstigsten Weg zu kaschieren.

Was nach einer alten Kamelle klingt, ist ganz und gar entscheidend. Denn nur ca. 20 Prozent unseres Zuckerkonsums sind auf den bewussten und reinen Genuss zurückzuführen. Die restlichen 80 Prozent nehmen wir unbewusst in verarbeiteten Lebensmitteln zu uns.

Generell gilt: Vermeiden Sie Fertigprodukte! Diese beinhalten meistens reichlich Zucker für die Konservierung und den Geschmack.

Fertiggerichte und Tiefkühlprodukte wie Pizza und Lasagne, Fertig-Müslimischungen, Soßen, Brotaufstriche und Säfte. Auch Salatdressings und Marinaden: Alles die reinsten Zuckerfallen! Kochen Sie also besser selbst und frisch, sooft es geht.

Auf diese Lebensmittel sollten Sie bei einer zuckerfreien Ernährung **verzichten**:

- Gesüßte Getränke (Softdrinks, Kaffee, Tee, usw.) und Speisen (Fruchtjoghurt, Fertigprodukte, Marmeladen, usw.)
- Fertige Fruchtsäfte, Fruchtsaftkonzentrate und Fertig-Fruchtsmoothies
- Industriell stark verarbeitete Lebensmittel (Fertiggerichte, Tütensuppen, usw.)
- Süßigkeiten (Gummibärchen, Schokolade, Eis, Kuchen, usw.)
- Fertigdressings für Salate
- Sirupe (Ahornsirup, Agavendicksaft, Melasse, usw.)

Folgende zuckerfreie Lebensmittel aus dem Supermarkt sind bei einer zuckerfreien Ernährung **erlaubt**:

- Mineralwasser, ungesüßter Kaffee oder Tee
- Gemüse und frisches Obst (Enthält natürlichen Fruchtzucker in gesunden Mengen)
- Fisch, Fleisch, Eier
- Naturbelassene Milchprodukte wie Käse oder Naturjoghurt ohne Zuckerzusatz
- Vollkornprodukte (Vollkornbrot, Vollkornnudeln, Vollkornreis, usw.)
- Hülsenfrüchte (Erbsen, Bohnen, Linsen, usw.)
- Nüsse, Samen und Kerne (Walnüsse, Chia-Samen, Sonnenblumenkerne, usw.)

- Öle und Fett (Butter, Salatöl, Schmalz, usw.)
- Zuckerfreie Soßen

Zusammengefasst:

Prüfen Sie bitte alle Lebensmittel mit Verpackung nach dem Zuckergehalt. Die Angaben finden Sie immer in der Inhaltsstoffliste auf der Verpackung.
Ist Zucker unter den ersten Zutaten auf der Liste, lassen Sie es lieber stehen oder suchen nach Alternativen.

Durch diese kleine Gewohnheit entwickeln Sie automatisch ein natürliches Bewusstsein für die Ernährung und nehmen deutlich weniger Zucker zu sich.

Wenn es mal süß sein muss - ersetzen Sie Zucker:
Nutzen Sie kalorienfreie oder -arme Zuckerersatzstoffe, wenn Sie nicht auf den süßen Geschmack verzichten können.

Nachfolgend habe ich für Sie eine Liste von Zuckerarten zusammengestellt, die deutlich besser als normaler Zucker sind.

Die 5 besten Zucker-Alternativen:

Xylit (Birkenzucker)
Xylit ist natürlicher Bestandteil einiger Gemüse- und

Obstsorten (z.B. Blumenkohl, Beeren, Pflaumen). Birkenzucker hat ca. 40 % weniger Kalorien als Industriezucker und lässt den Blutzuckerspiegel nach dem Essen nicht so stark ansteigen. Außerdem hat Birkenzucker keinen Einfluss auf die Entstehung von Karies. Dennoch hat der Zuckerersatz die gleiche Süßkraft wie herkömmlicher Zucker.

Honig

Honig ist ein Naturprodukt, enthält viele wertvolle Inhaltsstoffe und gilt als eines der ältesten Süßungsmittel der Welt. In der Naturheilkunde wird Honig schon lange als Heilmittel eingesetzt. Er wirkt leicht entzündungshemmend, antibakteriell und antiseptisch.

Stevia

Stevia liefert keine Kalorien und greift die Zähne nicht an. Auch auf den Blutzuckerspiegel hat der Zuckerersatz keinen Einfluss, daher können auch Diabetiker Stevia verwenden. Stevia ist zwar deutlich süßer als Zucker, kann aber auch einen leicht bitteren Nachgeschmack haben.

Erythrit

Erythrit ist, genauso wie Birkenzucker, ein Zuckeraustauschstoff. Er kommt natürlich in Lebensmitteln wie Erdbeeren, Birnen, Melonen oder Trauben vor. Erythrit liefert fast keine Kalorien und schädigt die Zähne nicht. Es hat keinen Einfluss auf den Blutzuckerspiegel.

Kokosblütenzucker
Dieser Zuckerersatz wird aus dem Nektar der Kokospalmen-Blüten gewonnen. Er hat einen besonders karamelligen Geschmack und erhält zahlreiche Vitamine und Mineralstoffe. Darunter Magnesium, Eisen und Zink. Die Süßkraft von Kokosblütenzucker mit der von klassischem Haushaltszucker vergleichbar.

Abschließend muss man aber sagen, dass viele Zucker-Alternativen oft **gesünder angepriesen werden, als sie tatsächlich sind**. Immerhin enthält ein Großteil einen hohen Anteil an Fruchtzucker oder wird chemisch gewonnen. Ich rate Ihnen deshalb, Zuckerersatz-Produkte (genauso wie Industriezucker) sparsam zu verwenden. Auch Zuckererstatzstoffe können viele Kalorien haben.

Was tun in „Notfällen"?
Falls Sie mal was Kleines (z. B. 50 Gramm Gummibärchen) naschen wollen, tun Sie es direkt vor oder nach dem Sport. Dadurch macht der Körper den Zucker keinesfalls zu Fett.

PRAXIS IM ALLTAG:
So starten Sie Ihr neues, schlankes Leben

Sie haben sich gerade durch die 4 Mini-Gewohnheiten für ein schlankes Leben „durchgearbeitet“. Sie haben kennengelernt, worauf es wirklich ankommt und was Sie tun müssen, um – wie nebenbei - gesund abzunehmen und fit zu bleiben.

Vielleicht denken Sie jetzt: Ist das etwa alles?
Meine Antwort dazu: Ja, das ist alles.
Und ja: Es funktioniert wirklich!

Nein, es ist keine 2-Wochen-Crash-Diät mit fiesem Jojo-Effekt. Es ist etwas für lange, ganz lange, am besten für immer.

Starten Sie ganz nebenbei – ohne den Druck irgendetwas erreichen zu müssen. Bleiben Sie dran. Das Ergebnis kommt dann ganz von selbst.

Sie werden schnell ein neues Bewusstsein für ein gesundes und schlankes Leben entwickeln. Sobald die Mini-Gewohnheiten beginnen sich zu festigen, werden Sie einen immer größeren inneren Antrieb verspüren. Sie werden von sich aus immer mehr machen wollen – ohne es zu müssen. Versprochen!

Meine Empfehlung:

- Fangen Sie noch heute mit mindestens einer der genannten Gewohnheiten an.

- Nehmen Sie sich die Zeit für sich selbst und genießen Sie es.

- Übertreiben Sie es nicht. Machen Sie immer nur so viel, dass es Ihnen Freude bereitet.

- Freuen Sie sich auf das erste sichtbare Ergebnis.

- Und das Wichtigste: Sein Sie geduldig und bleiben Sie dran, egal was kommt.

Auch wenn Sie mal eine Phase haben sollten, wo Sie kaum Zeit für sich selbst finden. Versuchen Sie wenigstens das Minimum, z.B. ein 2 Minuten Workout oder nehmen Sie als Nervennahrung einfach einen Apfel statt Schokolade.

Bitte denken Sie daran: Es sind immer die Kleinigkeiten des Alltags, die zusammengenommen unser gesamtes Leben formen!

Und selbst, wenn Sie mal gar keine Zeit finden, dann ist es eben so. Machen Sie dann normal weiter, sobald es wieder passt. Lassen Sie sich bitte nie ganz vom Kurs bringen.

Es geht schließlich um Sie selbst, um Ihre Figur, Ihre Gesundheit und um etwas mehr Glück und Zufriedenheit in Ihrem Leben.

Leben Sie gerne ein gesundes Leben.

Machen Sie es sich so einfach wie möglich, Ihre neuen Gewohnheiten auszuführen.

Ein paar kleine Vorbereitungen können sehr hilfreich sein. 4 einfache Beispiele:

- Legen Sie frische Zitronen so in der Küche ab, dass Sie morgens an Ihr Zitronen-Wasser erinnert werden.

- Lassen Sie Ihre Gymnastik-Matte dort, wo sie sichtbar ist und Sie jederzeit dran können. So werden Sie an Ihren Mini-Fatburner erinnert und können sich bewusster 10 Minuten für eine kleine Trainings-Session nehmen.

- Kaufen Sie mehr Gemüse. Sobald Sie mehr Gemüse in der Küche haben, werden Sie automatisch mehr Gemüse essen bzw. mit mehr Gemüse kochen.

- Entfernen Sie alle Zuckerprodukte aus dem Haushalt. Dadurch geben Sie der schnellen Versuchung keine Chance.

Meine Erfahrungswerte:

Das passiert, nachdem Sie mit den 4 Mini-Gewohnheiten starten:

1) **Nach 2 bis 4 Wochen** sehen und fühlen Sie den ersten Unterschied. Sie fühlen sich leichter und Ihr Körperfett wird spürbar weniger.

2) **Nach ca. 6 Wochen** werden Sie den Durchbruch der Gewohnheiten spüren. Es ist der Moment, wo die neuen Gewohnheiten anfragen, sich in Ihr Leben zu integrieren. Sie fühlen sich deutlich motivierter. Ihre Routinen werden zu Automatismen. Alles fällt Ihnen einfacher und leichter. Ihr Körper wird sichtbar schlanker.

3) **Nach ca. 10 Wochen** sind Sie wie ein neuer Mensch. Ihre positiven Gewohnheiten sind Teil Ihres Lebens geworden. Sie können richtig stolz auf sich und Ihre neue Figur sein. Ihr Selbstbild hat sich nachhaltig verändert und vorhandene Blockaden beseitigt. Sie leben nun ein gesundes und schlankes Leben.

Bleiben Sie dran: Gute Gewohnheiten hat man am besten für immer!

Ich hoffe, Sie nun bereit für Ihr neues, schlankes „Ich“. Freuen Sie sich jetzt schon auf die ersten sichtbaren Resultate! Starten Sie noch heute.

Die größte Hürde
bei einer Veränderung ist immer dieselbe:
Der erste Schritt.

HÄUFIGE FRAGEN UND ANTWORTEN

Wann ist der beste Zeitpunkt, um zu starten?
Meiner Meinung nach ist der beste Zeitpunkt jetzt. Die 4 Mini-Gewohnheiten sind absolut alltagstauglich, sodass Sie noch heute damit starten können. Je länger Sie warten, desto später werden Sie die Resultate erleben. Starten Sie daher so früh wie möglich.

Was benötige ich, um starten zu können?
Für den Start brauchen Sie nicht mehr als ein paar frische Zitronen und eventuell noch eine Trainingsmatte. Sie können also direkt losstarten.

Der vollständigkeitshalber möchte ich Ihnen dennoch nicht vorenthalten, was sich mit der Zeit bei mir etabliert hat: Meine bewährten Hilfsmittel (Zitronenpresse, Gareinsatz, Matte). Damit wird es vielleicht etwas einfacher.
Ich selbst nutze diese schon seit Jahren und kann sie mit gutem Gewissen weiterempfehlen. Falls Sie sich also inspirieren lassen möchten, schauen Sie auf die Buchbegleitseite unter: www.diaet-tester.de/beatrice

Machen Sie jedoch Ihr neues, schlankes Leben nicht von irgendwelchen Dingen abhängig. Alles, was Sie für die 4 Mini-Gewohnheiten benötigen, haben Sie bereits.

Was soll ich machen, wenn ich an einem Tag wirklich keine Zeit habe?

Das kann immer mal vorkommen. Es ist in Ordnung, wenn Sie mal ein oder zwei Tage komplett auslassen. Machen Sie sich bitte keinen Stress. Bedenken Sie jedoch: Eine Gewohnheit festigt sich nur, wenn sie regelmäßig ausgeübt wird. Bitte versuchen Sie daher niemals mehr als 2 Tage hintereinander auszulassen. Es reicht auch das absolute Minimum aus. Hauptsache Sie versuchen dran zu bleiben.

Muss ich alle 4 Mini-Gewohnheiten umsetzen?

Optimal wäre es, wenn Sie alle 4 Mini-Gewohnheiten umsetzen. Denn es ist die Kombination aus allen 4 Mini-Gewohnheiten (Ernährung und Bewegung), die die volle Wirkung entfaltet. Wenn Sie jedoch das Gefühl haben, dass es momentan zu viel für Sie ist, dann machen einfach weniger. Passen Sie es Ihrer jetzigen Lebenssituation an. Es ist daher absolut ok, wenn Sie mit 2 oder sogar einer Gewohnheit anfangen. Die Hauptsache ist, dass Sie aktiv Ihr Leben verbessern, egal wie und wie viel.

Wie lange sollte ich das machen?

In diesem Buch geht es um Gewohnheiten, nicht um eine Crash-Diät. Nur wenn Sie Ihre Gewohnheiten anpassen, werden Sie dauerhafte Resultate haben.
Lassen Sie die Mini-Gewohnheiten zu einem Teil Ihres Lebens werden und bleiben Sie so lange dran, wie Sie können. Am besten für immer.

Warum sollte ich Pilates machen?

Prinzipiell können Sie alles machen, was Sie in Bewegung bringt. Ich habe in meinem Leben schon sehr vieles ausprobiert: Joggen, Schwimmen, Boxen, Yoga – um nur ein paar zu nennen. Bei Pilates bin ich aber „hängen geblieben". Die Vorteile liegen für mich klar auf der Hand. Pilates ist – trotz sanfter Bewegungen – sehr effektiv, es dauert nicht lange und man kann es überall machen. 11 weitere Gründe, warum mich Pilates überzeugt:

1) Pilates verbessert die Körperhaltung.
2) Pilates lässt Pfunde schmelzen.
3) Pilates wirkt gegen Cellulite.
4) Mit Pilates bekommt man einen Knack-Po.
5) Pilates fördert die Gesundheit.
6) Pilates wirkt präventiv gegen Rückenschmerzen.
7) Pilates macht schlanke, straffe Muskeln.
8) Pilates sorgt für mehr Beweglichkeit und mehr Power im Alltag.
9) Pilates erzielt schnell Erfolge.
10) Pilates kann man zu Hause machen.
11) Pilates wirkt gegen Verspannungen.

Der Erfinder Joseph Hubertus Pilates sagte selbst zu Pilates:

„Nach 10 Mal spürst du den Unterschied.
Nach 20 Mal siehst du den Unterschied.
Nach 30 Mal hast du einen neuen Körper."

Ich kann das nur bestätigen. Pilates kann effektiver sein, als Aerobic und Yoga zusammen. Wichtig ist die korrekte Ausführung.

Als Beginner sollten Sie entweder ein gutes Pilates-Studio in Ihrer Nähe suchen oder sich von erfahrenen Trainern online coachen lassen. Eine Übersicht erfahrener Online-Pilates-Trainer finden Sie unter www.diaet-tester.de/pilates.

BONUS – Das Mini-Ritual: Ihre kleine Motivationsspritze auf Knopfdruck.

Zum Schluss möchte ich Ihnen noch einen guten Tipp für den Start geben.

Mit einem angenehmen Ritual steigt die Wahrscheinlichkeit, dass ein Mini-Workout zur Gewohnheit wird um über 230%! Ein Grund mehr, das Thema gründlich anzugehen.

Kleine Rituale können zusätzlich helfen, Ihren Kopf darauf zu trainieren, sich auf eine neue Gewohnheit zu freuen und zu stimmen. So lässt sich der innere Schweinehund ganz einfach austricksen. Ein schönes Ritual kann wie eine Art Belohnung noch vor der eigentlichen Handlung sein.

Ihr Unterbewusstsein wird ein schönes Ritual, welches Sie immer vor dem Workout ausführen, mit der darauffolgenden Verhaltensweise verknüpfen.

Sollten Sie mal einen motivationslosen Tag haben, führen Sie einfach „nur" Ihr Mini-Ritual aus. Durch die unterbewusste Verknüpfung des Mini-Rituals mit der eigentlichen Handlung verschwindet die innere Blockade wie von selbst. Denn mit Ihrem Ritual haben Sie ja bereit den ersten Schritt gemacht.

Anders ausgedrückt: Durch das Mini-Ritual haben Sie das „Rad" bereits in Bewegung gebracht. Nun wird es viel leichter sein, auch die Handlung auszuführen, da Sie ja bereits „im Vorgang“ sind.

Es ist einfach und kann sehr hilfreich sein.

Die Neuro- und Verhaltens-Forschung (NLP) hat die Wirkung von kleinen Ritualen (sog. Ankerrituale) längst bestätigt und wendet sie seit Jahren selbst an.
Es ist ca. 23 Mal einfacher, eine Gewohnheit zu festigen, wenn Sie diese mit einem angenehmen Ritual verknüpfen.

Probieren Sie es einfach aus. Das kostet Sie nur sehr wenig Zeit - es ist aber wirksam.

So sieht mein kleines Morgen-Ritual aus:
Gleich nach dem morgendlichen Detox (Zunge reinigen und Zitronenwasser trinken) setze ich einen grünen Tee auf und lüfte meine Wohnung. Dann hole ich meine Trainingsmatte raus, rolle sie aus und trinke den ersten Schluck Tee. Dann setze ich mich auf meine Matte und atme 10 Mal ganz tief ein und langsam aus. Dabei habe ich ein Lächeln auf dem Mund. Ich versuche mich nur auf meinen Atem zu konzentrieren. Ich zähle die Atemzüge bis 10. Das fühlt sich immer so an, als wenn ich mich dadurch erden würde. Danach fühle ich mich jedes Mal motivierter, stärker und auch glücklicher. Dann starte ich mit meinem Pilates-Training.

Mein Morgen-Ritual ist keine Riesen-Sache. Es ist ein

Mini-Ritual. Aber ich mache das immer gleich. Immer genau so. Das hat sich bei mir „eingebrannt“. Das bringt mich jedes Mal automatisch in Trainingslaune. Abschalten mit der kleinen Auszeit - nur für mich. Ein kleines, aber wirksames Ritual. Einfach wunderbar!

Und wenn ich mal weniger motiviert bin, sage ich mir: ok, mach heute nur dein Mini-Ritual. Also setze ich meinen Tee auf und lüfte die Wohnung. Spätestens, wenn ich meine Matte ausrolle, bin ich voll drin. Sofort überkommt mich eine Vorfreude und Motivation.

Das funktioniert auch, wenn ich mal schlechte Gedanken oder einen stressigen Tag vor mir habe. Mein Mini-Ritual holt mich aus dem Sumpf schlechter Gedanken und Gefühle.

Wenn wir das Mini-Ritual immer gleich ausführen, wird sich nach ca. 10 Mal bereits eine erste Verknüpfung in unserem Unterbewusstsein beginnen zu festigen.
Von Mal zu Mal wird diese immer fester und zuverlässiger.

Beispiele für Mini-Rituale vor dem Training:

- Ein Glas Wasser, einen besonderen Tee oder kleinen Espresso (ohne Zucker) vor dem Training trinken.
- Handy ausstellen/Flugmodus/lautlos.
- Raum lüften
- Duftkerze anzünden
- Ein Motivationsvideo (z.B. auf Youtube) anschauen
- Workout-Musik einschalten. Eine bestimmte Playlist hören.
- Augen zu, 10-mal tief atmen und dabei lächeln
- Gymnastik-Matte rausholen und ausrollen

Schritt für Schritt:

1) Suchen Sie sich ein Mini-Ritual aus, welches Ihnen Freude bringt oder kombinieren Sie mehrere miteinander.

2) Führen Ihr Mini-Ritual immer vor Ihrem Training auf die gleiche Weise durch. Damit eine Verknüpfung im Unterbewusstsein entsteht, sollten Sie es mindestens 10 Mal auf gleiche Weise ausführen.

3) Sollten Sie an einem Tag mal keine Motivation haben, führen Sie „nur" Ihr Mini-Ritual aus. Sofort fühlen Sie sich motivierter.

Sobald Sie ein schönes Anker-Ritual mit einer Gewohnheit verknüpft haben, können Sie jedes Mal einen kleinen Motivationsschub wie auf Knopfdruck einschalten.

Das ist ein wunderbarer Trick, der mein Training leichter und angenehmer macht.

Probieren Sie es selbst.

Wie **wunderbar** ist es, dass niemand auch nur einen einzigen **Moment** warten muss, bevor er anfangen kann, seine **Welt** zu verbessern.

Gratuliere! Sie haben das Buch nun komplett gelesen. Damit haben Sie bereits den ersten wichtigen Schritt hinter sich.

Ich wünsche Ihnen viel Freude und Erfolg beim Abnehmen mit den 4 wirksamsten Mini-Gewohnheiten.

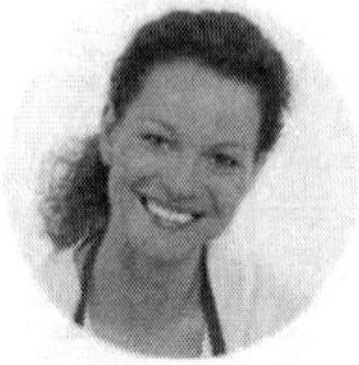

Ihre Beatrice Lange

Bitte schreiben Sie mir!

Ich habe wirklich viel Arbeit in dieses Buch gesteckt, um Ihnen zu helfen, Ihre Idealfigur für immer erreichen zu können. Bitte helfen Sie mir mit einer kurzen Nachricht.

War alles verständlich oder haben Sie Fragen?
Wie hilft Ihnen das Buch bisher?
Konnte das Buch Sie motivieren?
Gibt es vielleicht etwas, was Sie verbessern würden?
Was gefällt ihnen gut?

Schreiben Sie mir bitte eine kurze E-Mail an:
beatrice@diaet-tester.de

Oder antworten Sie mit nur 4 Klicks über das Kontakt-Formular auf www.diaet-tester.de/beatrice

Egal ob kurz oder lang: Geben Sie mir bitte eine Rückmeldung. Das würde mich vom Herzen sehr freuen. **Es dauert nur 1 Minute** und hilft mir enorm, Ihre Erfahrung mit meinem Buch besser zu verstehen.

Ich freue mich, von Ihnen zu lesen und danke Ihnen vom ganzen Herzen!

PS: Jeder Rückmeldung sende ich ein kleines Dankeschön-Geschenk :)

Ihre Notizen:

Ihre Notizen:

Impressum & Haftungsausschluss

Copyright MSi Media Martin Schygula
1. Auflage 2021

Herausgeber: MSi Media Martin Schygula - Verlag für mehr Lebensqualität. Kontakt: Martin Schygula, Langenfelder Str. 41, 22769 Hamburg. info@msi-media.de

Autor: Beatrice Lange

Urheberrecht

Bildnachweis

Covergestaltung: Pro_designxx
Coverfoto: shutterstock.com (New Africa)

Haftungsausschluss (Disclaimer)
Die Wiedergabe von Gebrauchsnamen, Handelsnamen, Warenbezeichnungen usw. in diesem Werk berechtigt auch ohne besondere Kennzeichnung nicht zu der Annahme, dass solche Namen in Sinne der Warenzeichen- und Markenschutz-Gesetzgebung als frei zu betrachten wären und daher von jemanden benutze werden dürfen.
Der Herausgeber übernimmt keinerlei Gewähr für die Aktualität, Korrektheit, Vollständigkeit oder Qualität der bereitgestellten Informationen und weiteren Informationen.
Haftungsansprüche gegen den/die Autoren oder den Herausgeber, welche sich auf Schäden materieller oder ideeller Art beziehen, die die Nutzung oder Nichtnutzung der dargebotenen Informationen bzw. durch die Nutzung fehlerhafter und/oder unvollständiger Informationen verursacht wurden, sind grundsätzlich ausgeschlossen.

Haftung für Links
Unser Angebot enthält Links zu externen Webseiten Dritter, auf deren Inhalte wir keinen Einfluss haben. Deshalb können wir für diese fremden Inhalte auch keine Gewähr übernehmen. Für die Inhalte der verlinkten Seiten ist stets der jeweilige Anbieter oder Betreiber der Seiten verantwortlich. Die verlinkten Seiten wurden zum Zeitpunkt der Verlinkung auf mögliche Rechtsverstöße überprüft. Rechtswidrige Inhalte waren zum Zeitpunkt der Verlinkung nicht erkennbar. Eine permanente inhaltliche Kontrolle der verlinkten Seiten ist jedoch ohne konkrete Anhaltspunkte einer Rechtsverletzung nicht zumutbar. Bei Bekanntwerden von Rechtsverletzungen werden wir derartige Links umgehend entfernen.

v 1.6

Printed in Poland
by Amazon Fulfillment
Poland Sp. z o.o., Wrocław

22584752R00074